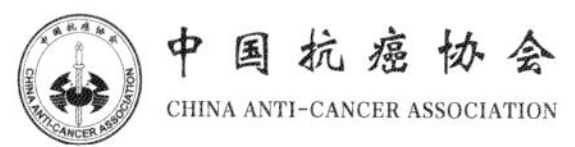

整合护理

中国肿瘤整合诊治技术指南（CACA）

CACA TECHNICAL GUIDELINES FOR HOLISTIC INTEGRATIVE MANAGEMENT OF CANCER

2023

丛书主编：樊代明

主　　编：强万敏　覃惠英　陆箴琦

陆宇晗　姜桂春　王翠玲

天津出版传媒集团

天津科学技术出版社

图书在版编目(CIP)数据

整合护理 / 强万敏等主编. -- 天津 : 天津科学技术出版社, 2023.3

("中国肿瘤整合诊治技术指南(CACA)"丛书 / 樊代明主编)

ISBN 978-7-5742-0804-9

Ⅰ. ①整… Ⅱ. ①强… Ⅲ. ①肿瘤—护理 Ⅳ. ①R473.73

中国国家版本馆CIP数据核字(2023)第018951号

整合护理

ZHENGHE HULI

策划编辑：方　艳

责任编辑：张建锋

责任印制：兰　毅

出　　版：天津出版传媒集团 / 天津科学技术出版社

地　　址：天津市西康路35号

邮　　编：300051

电　　话：(022)23332390

网　　址：www.tjkjcbs.com.cn

发　　行：新华书店经销

印　　刷：天津中图印刷科技有限公司

开本 787×1092　1/32　印张9.375　字数130 000

2023年3月第1版第1次印刷

定价：104.00元

编委会

张国栋　张含凤　张　欣　朱　颖

执笔人（以姓氏拼音为序）

冯丽娜　武佩佩

秘　书（以姓氏拼音为序）

孔轻轻　刘丽峰

目录 Contents

第一章

化学治疗护理

一、概述

化学治疗（chemotherapy）是恶性肿瘤重要治疗手段之一，化疗历史可追溯至1946年，随着第一个化疗药物氮芥的问世，历经80年发展，化疗已由单药治疗向整合治疗，从姑息性化疗向根治性化疗过渡，在恶性肿瘤治疗中起重要作用。化疗护理伴随化疗而发展，根据整合医学理念从人的整体观出发，强调环境-生理-心理-社会-健康行为对化疗效果的影响，并发挥“评、扶、控、护、生”整体治疗作用，充分考虑患者和家庭利益及需求，以最小毒副反应实现最大化效益，通过全人、全身、全程、全功、全息整合照护，达到提高治疗效果、延长生存期、改善生活质量的目标。

二、化疗护士资质要求

具备良好的职业道德和人文关怀能力；专科及以上学历的注册护士；掌握化疗相关理论和实践技能；经化疗专科培训考核合格；每年参加化疗专科护理继续教育20学时。

三、化疗目的及适应证

依据治疗目的可分为根治性化疗、姑息性化疗、辅助化疗和新辅助化疗。①根治性化疗：适于对化疗药物高度敏感的肿瘤，包括淋巴瘤、部分血液肿瘤、绒毛膜上皮癌和生殖细胞肿瘤等。②姑息性化疗：适于经药物或手术治疗无法根治的部分晚期肿瘤。③辅助化疗：适于根治性手术和（或）放疗后，针对可能存在的微小转移灶。④新辅助化疗：又称诱导化疗，根治性手术和（或）放疗前给予的化疗，适于原发肿瘤较广泛、可能存在微小转移灶，且对化疗相对敏感的患者。

四、化疗药物分类与作用机制

（一）按照化疗药物作用的分子靶点分类

传统分类方法是根据药物的化学结构、来源及作用原理分为六大类，分别为烷化剂、抗代谢类药物、控肿瘤抗生素、植物碱类药、激素类及杂类（铂类、门冬酰胺酶）。

（二）按照化疗药物对细胞周期的作用分类

按化疗药物对细胞周期各时相的作用不同可分为：

（1）细胞周期非特异性药物

此类药物能杀死各时相含G0期细胞的瘤细胞。包括烷化剂、控肿瘤抗生素、激素类、植物碱类特殊药物。其作用特点是呈剂量依赖性，以大剂量冲击治疗为宜。

(2) 细胞周期特异性药物

特异性杀伤增殖周期中某一时相的瘤细胞，主要作用于S期和M期，对G0期细胞不敏感，包括抗代谢类和植物碱类药。其作用特点呈时间依赖性，以小剂量持续给药为宜。

五、化疗药物剂量计算

化疗药物对瘤细胞的杀伤作用与其剂量大小成正相关，化疗药物如剂量强度不足，可能会产生耐药导致疗效不佳；如剂量强度过高会威胁生命。因此，护士应严格核查化疗药物剂量，熟悉药物剂量的计算方法，确保患者安全。①固定剂量：即处方剂量，不需要根据患者情况来计算。②体表面积（body surface area，BSA）计算法：BSA（m^2）=（身高cm+体重kg−60）×0.01，每次化疗前均需准确测量患者的身高与体重。③药时曲线下面积（area under curve，AUC）计算法：卡铂主要通过肾脏代谢，卡铂清除率与肾小球滤过率直接相关，且毒性反应与AUC呈正相关，卡铂剂量（mg）=所设定的AUC（mg/ml/min）×[肌酐清除（ml/min）+25]。

六、给药途径及注意事项

(1) 全身给药：① 口服给药：为了防止药物刺激胃

黏膜，或被胃酸所破坏，可首选胶囊剂或肠溶剂型。②皮下给药：进针角度为15°~30°，注射部位要注意轮换，避开肿胀、硬结、血管神经及疼痛部位，切勿注入肌肉组织内。③肌内给药：根据药物性质、剂量，选择合适注射部位和深度。④静脉注射给药：包括静脉推注、静脉滴注、静脉泵入等给药方式，是临床最常用的给药方法，能够快速达到较高血药浓度。

（2）局部给药：① 动脉给药：包括动脉注射、动脉泵给药、动脉插管给药、动脉插管皮下埋泵。对局部肿瘤或单一器官受侵犯时，由动脉注入药物，使其快速在靶器官或组织达到最高血药浓度。②体腔内给药：包括胸腹腔内、心包腔内、膀胱腔内给药。注意给药后体位管理及病情观察。③鞘内给药：用于急性白血病和恶性脑、脊髓膜侵犯。Ommaya囊给药时，注意局部保护，避免磕碰。

七、化疗药物配置安全防护

（一）人员防护

（1）必须由经过化疗相关知识培训的专业人员实施操作，应建立健康档案，每年至少全面体检一次，一旦出现毒副反应征象立即调离岗位，怀孕期和哺乳期人员应避免化疗药物调配操作。

（2）配置人员应加强自身防护，正确佩戴双层医用口罩或N95型防护口罩，穿防护服，戴一次性帽子及双层无粉乳胶或丁腈手套。配置过程中应确保无头发和皮肤暴露。连续工作30分钟更换手套，超过3小时更换防护服。手套或防护服一旦损坏或污染立即更换。

（二）环境要求

（1）化疗药物宜在静脉用药调配中心（PIVAS）环境下配置，如无PIVAS条件，应设置专用配置室，其位置相对独立，限制人员流动，生物安全柜应安装在远离门窗、气流相对平稳的清洁环境，可放置于排风口附近，配置过程中门窗处于关闭状态。

（2）化疗药配置要使用Ⅱ级A2型以上级别的生物安全柜，配置前后保持生物安全柜风机系统开放30分钟自净，并确认其处于正常工作状态。配置过程中，生物安全柜前窗下缘与安全警戒线平齐，确保负压，且保证回风槽空气循环不受阻挡。

（三）化疗药物安全转运与接收

（1）化疗药物配置后，应放置在无渗透的密闭装置内，标注“危害药物”醒目标识，专人转运。

（2）接收化疗药物时，护士须做好个人防护，佩戴一次性帽子、口罩及双层手套，启封核对无误后签名。

（3）发生化疗药物泄露，严格按照《化疗药物泄露处理管理要求》执行。

（4）化疗废弃物应放置在标有“危害药物”专用防渗漏垃圾袋及密闭容器内。当容积达到3/4满时，应扎紧封闭袋口，立即更换。

八、整体评估

（一）患者评估

（1）体能状态评估：①血常规、心、肝、肾等重要脏器功能，可用KPS或ECOG评分评估患者体质状况。KPS≥60分或ECOG小于2分适宜化疗。②应用营养风险筛查2002（NRS 2002）筛查营养状况，大于等于3分患者应用主观整体评估工具（PG-SGA）进行营养不良评估。

（2）心理社会评估：①可用心理痛苦温度计（DT）筛查患者心理痛苦程度及其原因。②评估患者家庭经济负担、有无生育需求、身体意象改变、自卑及社会疏离感等心理社会问题。

（3）健康行为评估：①评估患者有无吸烟、饮酒、高糖、高脂及辛辣刺激性饮食等不良生活习惯。②评估患者化疗态度、知识信息、治疗信念、预期目标及既往用药依从性等情况。

（二）环境评估

自然环境应评估居室温湿度、光线是否适宜，空气有无异味，环境是否安静等；安全环境应评估有无预防跌倒安全设施、化疗药物暴露风险及防护用具等。

（三）治疗相关评估

评估用药剂量、患者体表面积与病情的适配度；有无服用其他药物及药物间拮抗或协同作用；有无药物过敏史、化疗毒性反应等；有无血栓风险因素等，如多药联合化疗、高风险肿瘤等，可应用Caprini风险模型、Khorana评分模型动态评估化疗血栓风险，必要时联合实验室及影像学检查整合评估。

（四）静脉通路选择

化疗患者应根据年龄、病情、过敏史、治疗方案、药物性质、意愿、经济状况等因素整合评估，选择合适的输注途径和静脉治疗工具。在满足治疗方案前提下，应选管径最细、管路最短、管腔数量最少、创伤性最小的输液工具。

（1）外周静脉输液工具：① 外周静脉留置针：适于输液时间小于4天。对输注发疱剂、药物pH值小于5或大于9、渗透压大于600mOsm/L的药物，一般不采用外周静脉留置针。必须应用时，发疱性药物输注时间应小于30分钟，输注过程中护士须全程监护。②中线导管：适于输液时间为5~14天。不可用于持续输注发疱剂、pH值过高或过低或高渗透压的药物。

（2）中心静脉输液工具：① CVC：适于任何性质的药物输注。在外科手术、急救、重症监测、造血干细胞移植中具有独特优势。②PICC/PORT：适于任何性质药物的中长期静脉治疗。在选择时还应充分考虑患者意愿和偏好；当导管留置时间大于12个月时，从卫生经济学角度，优先选择PORT。

九、化疗整合护理

（一）环境管理

保持室内空气清新，病室每日通风2次；白天噪音不超过35~40分贝，夜间低于30分贝为宜；光线适宜，室内温度应为18~22℃，相对湿度50%~60%。加强跌倒风险防范，保持地面清洁无杂物、避免湿滑，卫生间设置安全扶手，夜间使用地灯；指导患者及家属做好手卫生、注意饮食安全等。

（二）心理社会支持

（1）心理支持：应为患者提供专业信息支持，鼓励患者及家属积极参与多学科MDT to HIM团队讨论。可采用DT进行心理痛苦筛查，DT小于4分者，应主动了解心理痛苦来源，提供针对性心理疏导，如同伴支持、放松训练等；大于等于4分者可转至心理门诊治疗。

（2）生育力保护：化疗药物如烷化剂等，会损伤卵巢或睾丸生殖细胞功能，导致患者生育力下降。对于年轻有生育需求患者，在首次化疗前提供生育力保护信息，推荐至生殖及遗传门诊咨询，可采用卵子、胚胎、卵巢组织冷冻技术等生育力保存方式，并在多学科MDT to HIM团队指导下选择最佳生育时机。

（3）身体意象改变的照护：化疗导致患者皮肤色素沉着、脱发等方面的身体意象改变，引发抑郁、孤独、自卑等负性心理。告知患者停药后可逐步恢复正常；提供化妆技巧、服饰选择等美学知识。可采用认知行为疗法、夫妻同步教育等方式，提高患者自信心。

（三）化疗安全给药

（1）静脉化疗给药：①安全核查：给药过程中严格

查对，执行5R原则，即将准确药物（right drug）、按准确剂量（right dose）、经准确途径（right route）、在准确时间（right time）、给准确病人（right client）。在收药、摆药、给药关键环节，须双人独立核对。②规范给药：a.依据整体评估情况，遵医嘱规范给予化疗及辅助药物。b.对易出现过敏反应的药物，如紫杉类药物须遵医嘱在给药前30~60分钟给予糖皮质激素、抗组胺类等药物。c.根据细胞周期动力学、药物代谢动力学、时间健康学原理，选择最佳给药时机和速度。如口腔癌和鼻咽癌患者可应用时辰化疗方式，如顺铂采用恒定流速法推荐16：00~20：00输注，采用正弦曲线流速法推荐10：15~21：45输注；5-氟尿嘧啶采用恒定流速法推荐22：00~7：00输注，采用正弦曲线流速法推荐22：15~9：45输注，以达到降低药物不良反应和提高疗效的目的。③输注两种化疗药物之间及结束后，应依据药物特性，选择生理盐水或5%葡萄糖冲净药液。④更换化疗液体时，先关闭水止及输液器卡扣，再将输液袋取下，平行放置，将瓶口抬高45°，液面距袋口保持一定距离后插入输液器，以防药液溢出。

（2）口服化疗给药：①口服化疗药应依据药品说明书储存，单独放在具有明显标识的专用容器内，远离儿童和宠物，避免孕妇接触。②取药时避免用手直接接触药物，应置于药杯整片（粒）吞服，不可咀嚼或掰开，用药流程详见图1。③老年人或视弱者，可用提醒性包装，如加大字体，标注药名、剂量和服药时间。④指导患者掌握正确的服药时机，如依托泊苷软胶囊宜饭前空腹服用、卡培他滨需餐后30分钟内服用、长春瑞滨需随餐服用。⑤化疗药物一般不建议经胃肠营养管给药，因其在粉碎过程中容易产生对环境的生物危害性，且影响药物剂量的准确性。⑥患者发生漏服药物时应记录漏服次数及剂量，不可自行补服或增量服药，应及时联系医生告知情况。⑦指导患者可采用服药日记、电话、微信、互联网平台、自我报告系统等方式报告不良反应。⑧指导患者在开始服药至停药后48h内正确处理呕吐物、排泄物、分泌物，大小便后盖上马桶盖冲水2次。⑨为提高居家服药的依从性，对老年人、记忆力差的患者，可指导使用闹钟、日历、电子提醒，也可采用网络打卡及远程信息监测等智能方法。

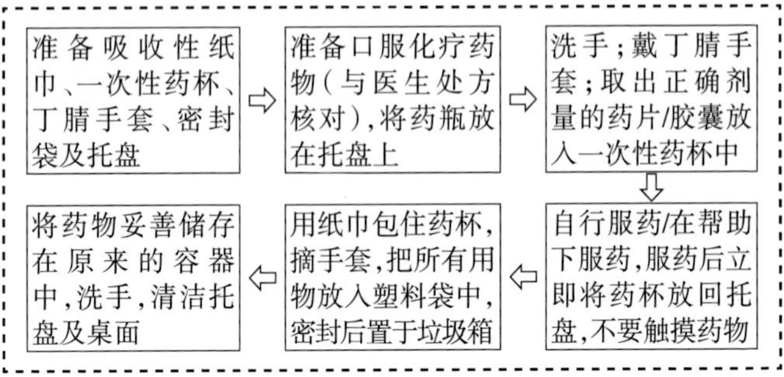

准备吸收性纸巾、一次性药杯、丁腈手套、密封袋及托盘 ⇨ 准备口服化疗药物（与医生处方核对），将药瓶放在托盘上 ⇨ 洗手；戴丁腈手套；取出正确剂量的药片/胶囊放入一次性药杯中 ⇩

自行服药/在帮助下服药，服药后立即将药杯放回托盘，不要触摸药物 ⇦ 用纸巾包住药杯，摘手套，把所有用物放入塑料袋中，密封后置于垃圾箱 ⇦ 将药物妥善储存在原来的容器中，洗手，清洁托盘及桌面

图1　居家口服化疗药物用药流程

十、毒性反应管理

化疗常见毒性反应类型包括消化系统、血液系统、神经系统、泌尿系统及肺、心脏、皮肤毒性等，评估分级参照常见不良事件评价标准（common terminology criteria for adverse event，CTCAE）5.0版。

（一）消化系统毒性

(1) 化疗相关性恶心呕吐（chemotherapy-induced nausea and vomiting，CINV）发生率为60%~80%，分为急性、延迟性、预期性恶心呕吐，急性CINV发生在化疗24小时内；延迟性CINV发生在化疗24小时至第5~7天。化疗前充分评估化疗方案的致吐风险，关注高危人群，如既往CINV史、饮酒史、晕车史、孕吐史的患者，评估时间推荐从化疗开始至化疗后第5天，内容包括恶心呕吐频次、程度、体力状况和服药情况。

① 预防：a.应遵医嘱预防性应用止吐药。b.观察有无腹胀、便秘、呃逆等导致恶心呕吐的独立风险因素，积极改善前驱症状可降低CINV发生率。

②护理：a.化疗期间应指导患者高热量、高蛋白质、维生素丰富的易消化饮食，避免食用辛辣刺激性食物，进餐时间应选择化疗开始前2小时以上，进餐量以七分饱为宜。b.1级CINV可采用放松训练、音乐疗法、中医穴位按压等非药物干预方法，如可按压内关、足三里穴，每次30分钟，每日2次。c.2级及以上CINV发生时，依据个体情况可遵医嘱给予止吐、补液治疗，同时监测CINV的发生频率、持续时间、严重程度以及伴随症状。d.发生恶心呕吐时，应立即使用收集袋，避免呕吐物喷溅，呕吐后将收集袋封口后放入专用密闭垃圾桶内，协助患者清洁口腔，开窗通风，清除异味。

（2）化疗相关性便秘（chemotherapy induced constipation，CIC）发生率为16%~48%，引起CIC的常见化疗药有铂类、长春碱类等。

① 预防：a.饮食与生活习惯调整是防治CIC的首要措施，应指导患者进食富含膳食纤维的食物，保证足够

饮水量。b.适当锻炼，养成定时排便习惯，为患者提供适宜的排便环境，观察并记录化疗后排便情况，还可通过顺时针腹部按摩，增强肠蠕动，防治便秘。

②护理：a. 1级CIC可遵医嘱使用粪便软化剂，轻泻药，调整饮食习惯，必要时灌肠。b. 2级CIC需要规律使用轻泻药或灌肠。c. 3级CIC嵌塞式便秘可通过直肠指检判断嵌塞位置，位置较高则先服用泻药促进粪便下移，然后灌肠；如位置较低可直接人工辅助排便。

（3）化疗相关性腹泻（chemotherapy-induced diarrhea，CID）发生率约为50%~90%，易引起CID的药物有5-氟尿嘧啶和伊立替康。诱发CID的高危因素包括中性粒细胞减少、低体力状态（ECOG大于等于2分）和不良情绪等。

① 预防：化疗期间宜选择高热量、高蛋白、低纤维饮食，避免辛辣、油腻类、过冷或过热的食物。

②护理：a. 1~2级CID，应指导患者调整饮食，进食易消化软食、流质或半流质饮食，同时口服益生菌；b.3级及以上CID，体内水分大量丢失，可口服温热的电解质饮料和进食米汁，遵医嘱进行相关检查和静脉补液，并观察用药后效果。c.记录腹泻的次数、粪便性状

和颜色，密切观察有无发热、头晕、腹部疼痛、痉挛等伴随症状；对药物疗效不佳的患者，建议粪菌移植。d.保持肛周或造瘘口周围清洁，必要时使用皮肤保护剂。

（4）口腔黏膜炎（oral mucositis，OM）表现为口腔黏膜不同程度的炎性改变、干燥、敏感、疼痛、溃疡等不适症状，单纯性化疗、大剂量化疗的造血干细胞移植患者OM发生率分别为15%~40%和90%~100%。诱发OM的危险因素包括同步放化疗、造血干细胞移植、高剂量或持续输注化疗药物、既往口腔卫生不良、营养不良等。

① 预防：a.化疗患者应每日行口腔评估，观察有无红肿、红斑、溃疡、疼痛等。b.加强口腔护理，指导患者选用适宜的漱口水，如生理盐水或苏打水，做好口腔清洁。c.对有高危因素的患者，如接受高剂量的美法仑和5-Fu时，指导应用冷疗，如口含冰块或冰水，降低口腔温度，减轻药物毒性对口腔黏膜的损伤。

②护理：a.2级OM需要调整饮食营养。b.3级及以上的OM患者应控制疼痛，可遵医嘱给予吗啡漱口水、利多卡因凝胶等减轻疼痛，也可用含甘油复合剂处方的止痛漱口液，指导患者掌握正确的含漱方法，尤其要注

意进餐前止痛。c.提供营养教育，经口进食不足者可给予口服营养补充剂，不能经口进食者可给予管饲肠内营养剂或全肠外营养。

（二）血液学毒性

化疗所致血液学毒性的常见不良反应包括中性粒细胞减少和血小板减少，80%~90% 的化疗药物均具有血液学毒性，通常于化疗后1~3周出现，约持续2~4周逐渐恢复。

（1）中性粒细胞减少症指外周血中性粒细胞绝对值（absolute neutrophil count，ANC）低于 2.0×10^9/L，ANC最低值通常出现在化疗后7~14天。其降低的程度和持续时间主要与化疗药物种类、剂量、联合用药及患者个体因素有关，患者个体因素主要包括年龄>65岁且接受全量化疗、既往接受过化疗或放疗、肿瘤侵犯骨髓等。

① 预防：应指导患者定期监测血常规变化，尤其在化疗后7~14天。严格掌握化疗适应证，化疗之前检查血象及骨髓情况。

②护理：a.若白细胞低于 4.0×10^9/L 暂停化疗，保持空气新鲜，减少探视，指导患者加强个人卫生，密切监测体温，保证食物新鲜清洁；遵嘱给予升白治疗，并观

察疗效及有无骨痛、发热等症状。b. 当ANC低于$0.5\times10^9/L$，必须实施保护性隔离，有条件者进层流床实施全环境保护，可预防性使用抗生素。

（2）肿瘤化疗相关性血小板减少症（chemotherapy-induced thrombocytopenia，CIT）指化疗药物对骨髓巨核细胞产生抑制作用，导致外周血血小板计数低于$100\times10^9/L$。导致CIT的常见化疗药物包括吉西他滨、铂类、蒽环类和紫杉类。

① 预防：a. 应指导患者定期监测血小板变化。b. 给予饮食指导，可提供升血小板药膳饮食处方。

②护理：a. 当血小板低于$50.0\times10^9/L$会有出血危险，当血小板低于$10.0\times10^9/L$时易发生脑出血、胃肠道及经期大出血。b. 护士应观察皮肤有无出血点、紫斑等，女性月经期观察出血量，操作时动作轻柔，减少有创操作，拔针后增加按压时间。c. 指导患者自我保护避免剧烈运动、磕碰和情绪激动，纠正抠鼻、挖耳等不良习惯；避免进食坚硬食物，预防便秘。d. 必要时遵医嘱输注血小板和（或）给予促血小板生长因子。

（三）肺毒性

化疗药物相关性肺毒性以肺纤维化最常见，主要表现为干咳、乏力、胸疼、呼吸困难和发热。引起肺毒性的常见药物包括博来霉素、甲氨蝶呤、卡莫司汀、环磷酰胺、丝裂霉素等。博来霉素是最易引起肺毒性的药物，发生率在10%~23%，博来霉素总剂量应限制在500mg/m^{2}以下。

（1）预防：肺毒性风险与药物剂量、高龄、联合放疗及其他控瘤药联用等有关，应积极采取针对性预防措施，避免肺毒性的发生。

（2）护理：①用药后应严密观察患者肺部症状及体征，定期行X线、CT及肺功能检查。②一旦发生肺毒性，应立即停药，遵医嘱给予激素治疗，必要时低流量吸氧。③指导患者进行呼吸功能训练，给予心理安慰和疏导，同时嘱患者停药后2~4个月定期复查。

（四）心脏毒性

心脏毒性是化疗患者潜在的短期或远期并发症，引起心脏毒性的常见药物包括蒽环类、紫杉类等，临床表现为心肌损伤、心律失常、左心室功能障碍等，严重者可致心衰。心脏毒性风险主要与药物剂量、患者心脏功能等有关，临床还需评估患者既往有无高血压、基础心脏病、糖尿病等高危因素。

（1）预防：① 鼓励患者戒烟，控制血压和血脂，积极进行风险因素干预。②严密监测患者有无心脏毒性反应，避免与其他心脏毒性药物联用。③当输注蒽环类药物时，可遵医嘱联合应用心脏保护剂。

（2）护理：① 用药后定期监测心功能，如心电图、超声心动图、心肌肌钙蛋白等。②一旦发生严重心脏毒性，立即停药，遵医嘱接受对症治疗。③个体化有氧运动对防治心脏毒性具有积极作用。

（五）神经毒性

化疗引起的神经毒性包括周围神经病变（chemotherapy-induced peripheral neuropathy，CIPN）和中枢神经病变。CIPN 最为常见，发生率为 30%~40%，常见症状表现为肢（趾）端麻木、腱反射减弱或消失。中枢神经病变发生率 5%~30%，表现为嗜睡、意识障碍、精神异常等，多为一过性。主要药物包括长春碱类、奥沙利铂、足叶乙甙类等。CIPN 的高危因素包括高龄、肥胖、糖尿病、化疗间隔时间短、饮酒史、肝功能损害和遗传性神经病变等。

（1）预防：① 化疗药物如奥沙利铂引起的神经毒性特点为遇冷加重，如吸入冷空气后会造成喉痉挛，用药期间避免冷接触。②指导患者中药外洗和适当手足运动。

（2）护理：① 1级CIPN采取相应预防措施。②2级及以上CIPN，影响日常活动患者，应采取防跌倒措施，温度感觉异常者应防烫伤。可遵嘱给予营养神经药物，采用针灸替代疗法。③用药期间还需严密观察中枢神经毒性反应，一旦出现，遵医嘱延迟、减量或停止化疗，并给予神经营养药物等对症处理。

（六）泌尿系统毒性

化疗引起的泌尿系统毒性轻度可为无症状性血清肌酐升高，重度可发展为急性肾衰竭。顺铂、环磷酰胺、甲氨蝶呤、培美曲塞、吉西他滨等可引起肾损伤，其中以顺铂最为明显，发生率高达28%~36%。环磷酰胺、异环磷酰胺等可引起出血性膀胱炎。泌尿系统的毒性风险除评估化疗方案外，还须评估高危因素，包括高龄、女性、肾小球滤过率低和使用肾素血管紧张素系统抑制剂药物等。

（1）预防：① 嘱患者在化疗前、中、后大量饮水，尿量维持在每日2000~3000ml。对高龄、既往心功能不全者，应少量多次饮水，避免一次饮用量过大增加心脏负荷。②应用环磷酰胺、异环磷酰胺时，充分水化，遵医嘱给予尿路保护剂。

（2）护理：① 化疗期间应定期监测血肌酐、尿素氮等肾功能及电解质指标。②应用甲氨蝶呤的患者，遵医嘱应用碳酸氢钠碱化尿液，必要时给予四氢叶酸解救，监测尿pH值和药物浓度。③无症状性血清肌酐升高，指导患者进食碱性利尿食物，如冬瓜、木瓜等新鲜水果蔬菜，避免高嘌呤饮食，如肉类、动物内脏等。④出现急性肾功能不全，应立即停药，必要时行透析治疗。

（七）皮肤毒性

化疗药物相关性皮肤毒性发生率为18%~72%，主要包括脱发、手足综合征、皮疹、瘙痒、色素沉着等，其中脱发与手足综合征最为常见。

（1）化疗所致脱发（chemotherapy induced alopecia，CIA）平均发生率约为65%，严重程度与药物种类、剂量、联合用药、治疗周期等因素有关，出现在开始化疗的2~4周。

① 预防：由于低温状态下可减慢血流速度，降低药物对毛囊的损害，化疗时可预防性应用头皮冷疗，如冰帽、头皮冷疗装置等。

②护理：a.可通过美容装饰帮助患者修饰形象，如佩戴假发、头巾、帽子等。b.加强心理疏导，告知患者CIA的可逆性，化疗结束后1~3个月可再生新发，指导进行冥想放松、音乐疗法来缓解其心理压力。

（2）手足综合征（hand-foot syndromes，HFS）是一种手掌、脚掌感觉异常及以红斑为主的特异性皮肤综合征。引起HFS的常见化疗药物及发生率为：卡培他滨50%~60%，脂质体阿霉素40%~50%等。HFS通常发生在化疗后3~6周，最初表现为手掌、脚掌感觉异常和刺痛，后演变成灼烧痛和红斑，并伴水肿，严重时会起泡、脱皮和溃烂。

①预防：a.目前尚无治疗HFS的规范方法，主要以预防为主，护理人员可指导患者使用10%尿素乳膏每日3次涂抹，保持皮肤湿润。b.避免机械性刺激，如长时间散步、不穿袜子等。c.接受卡培他滨治疗者可遵医嘱口服塞来昔布预防HFS。

②护理：a.1级HFS可局部涂抹尿素霜和类固醇类药物，保持皮肤湿润，持续关注手掌与脚掌皮肤的变化。b.2级以上HFS还应控制疼痛，可局部使用麻醉药和非甾体抗炎药。

十一、健康教育和随访

（一）居家环境指导

居家环境舒适、温馨、安静、安全、洁净，温湿度适宜，每天至少开窗通风2次，避免对流风。减少不必要走访、探视，避免去人群密集地方。

（二）日常生活与活动

化疗间歇期鼓励患者进行适宜的活动锻炼，保持乐观情绪养成良好生活习惯，做到劳逸结合。有氧运动能改善心血管健康状况、增强肌肉力量、缓解疲乏、焦虑和抑郁情绪，可依据体能状态、生活习惯指导患者慢跑、快走、游泳等运动。

（三）饮食指导

营造良好的进餐环境，指导患者少食多餐，清淡、易消化、营养素丰富的饮食，选择优质蛋白、新鲜蔬菜水果，禁忌饮酒，少食甜、腻、辣和油煎食品；少食含色氨酸丰富的食物，如香蕉、核桃和茄子等。口干患者可适量食用酸味食物，如柠檬、话梅等刺激唾液分泌。

（四）鼓励早日回归社会

消除负性情绪，使患者尽快适应社会角色，树立战胜疾病的信心。鼓励在生活中做力所能及的事情或尽早回归工作岗位。鼓励患者多与家人、同事、朋友交流，放松心情；依据兴趣爱好选择书法、绘画等有益的活动；鼓励加入抗癌团体组织，提高其康复信心。

（五）依从性教育

通过多途径向患者提供化疗相关知识信息，树立正确的认知，调动其主观能动性，使其积极参与到治疗和康复中。对于记忆力差的患者，可借助随访日记、提示卡、短信、闹钟等多种方式提醒；老年或儿童可邀请家属共同参与居家期间用药及康复管理，提高治疗依从性。

（六）随访

化疗随访能及时了解患者的心理情绪、身体状况及用药不良反应等，针对性的给予专业指导，顺利完成全周期化疗，提高生活质量及治疗效果。随访内容包括服药情况、血化验指标、不良反应、饮食情况等，随访方式可采用短信、电话、互联网等。

第二章

放射治疗护理

一、概述

放射治疗（也称放疗）是治疗肿瘤的重要手段之一，约2/3的肿瘤患者在肿瘤治疗过程中需要接受放疗。放疗的目标是最大限度将放射线的剂量集中在肿瘤病变部位，杀死肿瘤细胞，同时最大程度保护邻近的正常组织和器官，使邻近的正常组织和器官不受损伤。但放疗带来的不良反应仍是临床亟待解决的问题。护理在放疗患者副作用的预防及全程管理中发挥着重要作用，可有效提高放疗疗效，减轻放疗副作用，延长患者生存时间，提高患者生存质量。

二、治疗机制与进展

肿瘤放疗是利用放射线如放射性同位素产生的α、β、γ射线和各类射线治疗机或加速器产生的X射线、电子线、质子束及其他离子束等治疗肿瘤的一种方法。放疗的作用是通过射线与瘤细胞间能量的传递，引起瘤细胞结构和活性改变，直接或间接损伤瘤细胞DNA，使其停止分裂，直至死亡。随着TOMO、射波刀以及质子重粒子放疗等技术的进步，使得放疗适用范围更宽，精准度更高，副作用更少。多学科整合治疗、影像学技术的提高、放射生物学对分割剂量的不断探索等也使放疗更科学合理，靶区勾画更精准，疗效更佳。

三、适应证和禁忌证

（一）放疗适应证

放疗可在肿瘤治疗的各个阶段进行，可分为根治性放疗、辅助性放疗和姑息性放疗。头面部皮肤癌、鼻咽癌、部分头颈部肿瘤、前列腺癌、宫颈癌等在足够剂量放疗后可获长期生存；早期肺癌，用体部立体定向放疗（SBRT）能达到与手术一样的效果；辅助性放疗包括术前、术中、术后辅助放疗，同步放化疗；姑息放疗针对某些病情复杂或比较危重的患者，以达到缓解症状，改善生活质量的目的，有些姑息放疗的患者需要进行急诊放疗，如剧烈疼痛、脊髓压迫、上腔静脉压迫综合征、梗阻等。

（二）放疗禁忌证

晚期肿瘤患者出现重度恶病质；心肺肝肾功能严重不全；血象过低；腔内大量积液；食管穿孔；脑瘤并发瘤内出血等。

四、放疗前护理

（一）一般评估

（1）病史：了解患者基本信息、发病情况、伴随症状、体征、家族史、既往史、用药史、有无手术史及高危因素等。

（2）辅助检查：评估辅助检查如实验室常规检查、生化检查、肿瘤标志物检查、影像学检查等。评估实验室特殊检查如骨髓穿刺、脑脊液检查以及基因检测等。评估影像学检查如局部增强MR/CT/超声等，对于行PET/CT全身检查者，应进行全身和肿瘤局部区域的系统影像学评估。

（3）营养评估：详见本指南《营养疗法》分册。

（4）疼痛评估：可用数字评分量表（NRS）、视觉模拟疼痛评估量表（VRS）、面部疼痛分级评估表（FPS）、简明疼痛评估量表（BPI）等对患者的疼痛进行评估。

（5）心理评估：放疗前可用心理痛苦温度计评估患者心理状况，根据评估结果为患者提供心理支持和护理，详见本指南《心理疗法》分册。

（6）身体功能评估：采用卡氏功能状态评分（KPS）或美国东部肿瘤协作组（ECOG）体能状态评分评估患者的身体功能状况。

（二）特殊评估

（1）放射区皮肤评估：评估皮肤有无未愈切口、破损、溃疡、感染以及皮肤疾病等。

（2）口腔评估：头颈部肿瘤患者放疗前应评估口腔卫生，处理龋齿、口腔溃疡、口腔和鼻腔出血、感染等。

（3）生育需求评估：育龄期患者评估有无生育需求，有需求者放疗前应生殖科会诊。

（4）防护评估：肿瘤毗邻重要器官时，制定放疗计划应评估肿瘤和正常组织照射剂量，重视优先保护正常组织。

（三）定位准备

（1）定位标记：①定位前宣教及准备：定位前应评估患者一般情况并干预影响定位的相关因素。消化道肿瘤定位前30分钟口服造影剂，定位前1周禁用含重金属的药物；妇科肿瘤内照射定位前阴道填塞、外照射定位前30分钟排空膀胱后饮水500ml憋尿；直肠肿瘤定位前清空肠道；口腔区域肿瘤准备压舌板。②定位操作流程：详见本指南《放射治疗》分册。③定位后宣教：告知口服造影剂患者定位后多饮水，保护定位标记线，并告知放疗计划。

（2）装置准备：①装备准备：检查前半小时预热球

管，保障机器正常运转；确保机房内部设施及温湿度正常并记录；确认检查床及机房消毒备用；检查确保防护用品、抢救器械、药品、注射器等备用状态。②操作者准备：认真核对患者检查相关资料；阅读病史，评估主要症状体征，了解诊断检查部位和目的，如有异议应及时与医生沟通；根据检查部位及目的制定扫描计划；胸腹扫描前与患者解释呼吸配合重要性；对非检查部位重要器官如甲状腺、性腺等应使用防护用品遮盖。

（四）金标植入护理

（1）植入前：①患者准备：告知患者金标植入的意义和术中存在的风险，指导患者术前体位训练和呼吸锻炼，了解患者生化、凝血、肝肾功能等化验指标及患者过敏史、心理状态等。②皮肤准备：确认患者术区皮肤完整，做好术区皮肤清洁及消毒。③物品准备：备好金标植入灭菌穿刺包、抢救物品及器械。

（2）植入中：①体位固定：清点穿刺物品，根据患者病情、植入金标的部位或肿瘤所在位置协助患者体位固定，配合医生穿刺。②病情监测：在金标植入中观察患者的面部表情、出血情况、生命体征及不良反应如伤口疼痛、穿刺部位出血等，如有异常及时与医生沟通，给予相应的处理措施。要根据患者术前心理评估结果和术中心理状态，给予患者相应的心理干预如情感支持、转移注意力等。

(3) 植入后：①病情监测：密切监测患者生命体征，观察穿刺部位有无渗血、渗液，有无术后并发症等情况。②并发症预防及护理：a.穿刺部位出血预防及护理：拔针后应点状垂直按压穿刺部位3分钟以上，可预防出血。b.心动过速及高血压预防及护理：严密监测生命体征，术后给予心理干预，一旦出现心动过速及高血压应立即报告医生，遵医嘱用药。c.气胸的预防及护理：观察患者有无胸闷、胸痛、呼吸急促等症状，如出现上述症状，立即通知医生，给予相应处理。术后卧床休息24小时，避免过度活动及剧烈咳嗽。d.腹部出血与腹痛的预防及护理：观察患者的生命体征及有无腹膜刺激征等症状及早发现出血倾向，及时处理。

五、放疗中护理

(一) 放疗防护及配合

(1) 放疗防护技术：放疗必须遵循医疗照射防护的基本原则，即辐射实践的正当性、辐射防护的最优化和个人剂量限制。放疗所涉及的防护主要是外照射防护、时间防护、空间距离防护和屏蔽防护等基本方法。主要防护技术包括：①环境防护：最大程度减少放射源的污染，按照国家规定做好放射源的防护和管理，做好放射污染突发事件的应急预案。治疗室的设置应充分考虑周围地区和环境的安全。如治疗室和控制室之间应安装监视器和对讲设备。在治疗室的合适位置应设置供紧急情况下使用的强制终止辐射的设备，防护门应急时可开启，有醒目的照射状态指示灯和电离辐射警告标识。放疗机房应有明确的操作规范，安装可靠的安全联锁装置。治疗室内应保持良好的通风，电缆、管道等穿过治疗室墙面的孔道，应避开线束照射路径及人员经常驻留的控制室。②医疗防护：a.严格把握放疗适应证，避免不适当放疗，对良性肿瘤的放疗应持审慎态度，尽量不予放疗。b.优化放疗计划，根据病情拟定个体精准化治疗方案，更大程度地保护患者正常组织和重要器官。③人员防护：a.参与放疗工作的所有人员均应经过放射卫生防护和相应专业知识的培训，考核合格方可上岗；工作人员应熟练掌握操作技术，在工作期间佩戴个人剂量计；减少射线对人体的照射，包括减少照射时间、增加与放射源的距离和采取屏蔽防护措施；照射期间应有两名工作人员同时在岗。b.对患者采取适当措施，保护照射野外的正常组织和器官，使照射剂量尽可能小，以获取尽可能大的治疗增益；密切监测并根据病情变化调整治疗计划，注意放疗相关不良反应，采取必要的保护措施；避免对怀孕或育龄期妇女施行腹部或骨盆的放疗；儿童患者注意对脊髓、性腺及眼晶状体等防护。

（2）放疗配合：协助患者安置体位，正确摆放组织补偿物，用无创性固定器固定体位如用头颈肩固定网、热塑体膜等，指导患者放疗过程中不移动体位，如有不适，可用手势示意；给予患者心理支持，告知患者放疗过程是无痛的，消除患者的恐惧心理，主动配合治疗。

（二）放疗不良反应及护理

1.全身反应

（1）骨髓抑制：常见中性粒细胞、白细胞和血小板降低，血红蛋白降低出现较晚。评估患者是否出现乏力等白细胞降低的表现；评估患者全身皮肤有无瘀点或瘀斑，有无牙龈出血、鼻衄、血尿、黑便等血小板降低的表现；评估患者有无头晕、乏力、心慌气短等贫血征象。①白细胞小于 3×10^9/L 和/或中性粒细胞小于 1.5×10^9/L 时，暂停放疗，Ⅳ度骨髓抑制时给予保护性隔离。②血小板降低时，注意维持皮肤和黏膜的完整性，指导患者动作轻柔，避免跌倒碰撞，穿刺或注射后延长按压时间。进食温和无刺激软食，用软毛牙刷刷牙。防止便秘，避免直肠侵入性操作。预防颅内压升高，防止脑出血。③血红蛋白减少时，指导患者适当休息，鼓励患者进食含铁、维生素、蛋白质等营养丰富的食物。

（2）消化道反应：依据患者体能状态、照射累积剂量等，了解患者有无乏力、食欲不振、恶心、呕吐及腹泻等消化道反应，指导患者进食清淡、易消化、营养丰富饮食，保持体重稳定。有营养不良风险的患者，做好营养日记，给予膳食评估，制定营养计划。

2.局部反应

（1）放射性皮炎：观察照射部位的皮肤是否有红斑、水肿、脱屑、纤维化和脱发、组织坏死等，根据美国肿瘤放射治疗协作组织（RTOG）急性放射性皮肤损伤的分级标准，评估放射性皮肤损伤的程度。放疗前进行基线评估，放疗过程中动态评估。皮肤清洁可选用温水、皂液等；宜采用中性皂液，不含香料、颜料、脂质或丙二醇成分；可使用婴幼儿皂液或对皮肤刺激性小、防过敏的皂液，不用过冷或过热的水清洗、泡浴，不用洗涤剂，不可用力搓、擦，不用干燥、粗糙的毛巾擦拭照射野皮肤，淋浴时不宜过高水压冲洗；可使用柔软、吸水性强的棉质毛巾蘸干皮肤。可遵医嘱应用放射性皮肤保护剂。1级放射性皮炎无需特殊治疗，保持局部清洁干燥、不抓挠，一般放疗结束后可慢慢自行恢复。2级以上放射性皮炎有破损部位可选用适当的敷料，如银离子敷料等，促进伤口愈合和控制感染。可使用非黏性/低黏性敷料增进病人的舒适感。严重时暂停放疗，可由伤口专科护士换药处理。感染伤口遵医嘱使用抗生素，如果发热和/或出现败血症，应进行血培养。

（2）放射性口腔黏膜炎：可应用RTOG急性放射性黏膜损伤分级标准评估患者口腔黏膜情况，观察患者是否有口腔黏膜充血、红肿、点状溃疡逐渐融合成片、伪膜形成等，是否主诉口干、味觉异常、进食疼痛、出血，是否合并感染，并做好相应护理。除给予患者常规口腔护理外，每次餐后及睡前选用软毛牙刷和含氟牙膏刷牙；使用不含酒精的盐溶液漱口；避免食用可能加重黏膜损伤、疼痛或不适的食物及饮料；戒烟戒酒；佩戴义齿的患者，指导其妥善护理义齿。

（3）放射性耳炎：观察患者有无头痛、耳闷、听力减退、耳道溢液等症状。放疗期间应定期清理鼻咽部黏膜分泌物及脱落的坏死组织，充分引流，保持耳道通畅、清洁干燥，不可掏耳朵，必要时应耳鼻喉科会诊。

（4）放射性肺炎：评估患者是否存在高风险因素如高龄、吸烟史、肺部基础疾病、放疗部位、照射野、剂量、联合化疗等。观察患者是否有刺激性干咳、发热（多为低热）、气促、胸痛、乏力及呼吸困难等症状。护士制定预康复计划，给予戒烟指导及肺功能训练。避免放射性肺炎的诱发因素，一旦发生遵医嘱给予抗生素、激素、镇咳化痰及肺功能训练等整合治疗。

（5）放射性食管炎：评估患者是否出现烧灼感、吞咽疼痛、吞咽困难等。嘱患者进软食，避免过热、过硬、刺激性食物，忌烟酒，进食后坐立半小时。放疗1~2周左右，易出现因食道黏膜水肿导致的吞咽困难加重，告知患者消除顾虑，可遵医嘱餐前口服止痛和黏膜保护液。

（6）放射性肠炎：评估高风险患者如肠道疾病史、联合化疗、腹部或盆腔放疗等。观察有无腹痛、腹泻、里急后重、肛门坠痛、黏液血便等。加强预防指导，使肠道和膀胱准备与定位时一致。内照射时避免臀部活动及用力咳嗽，避免施源器脱出、移位，而造成直肠照射量过高。可遵医嘱使用肠黏膜保护剂、消炎、止泻药物等。观察和记录患者排便性状，保持肛周皮肤清洁和完整。如有腹痛监测腹痛的部位、性质，出现便血及时处理。

（7）放射性膀胱炎：评估患者放射剂量、放射持续时间，加强预防指导，使膀胱准备与定位时一致；嘱患者少量多次饮水，进行膀胱功能锻炼；观察有无尿频、尿急、尿痛、血尿、排尿困难、下腹坠胀感等症状；保持会阴部及肛周皮肤清洁，预防泌尿系统感染，必要时遵医嘱应用抗感染药物。

（8）放射性阴道及外阴炎：评估患者外阴部是否出现红斑、干性及湿性脱皮、水肿、疼痛，甚至溃疡、坏死等，是否出现阴道黏膜发红、水肿、溃疡、出血，观察有无阴道分泌物变化等。穿柔软棉质内衣，保持外阴清洁干燥，勤换内衣裤；指导患者正确阴道冲洗，放疗结束后宜阴道冲洗半年，防止阴道狭窄。发生阴道及外阴炎者，遵医嘱用药。

（三）放疗的康复护理

1.头颈部放疗功能康复

（1）吞咽功能康复：放疗期间可根据患者吞咽情况进行吞咽功能训练，可借助下颌活动装置、球囊扩张器和压舌器辅助训练。①主动锻炼：加大唇部、舌、下颌和咽喉活动范围，如鼓腮、张口、呲牙、叩齿、伸舌和顶舌等训练。②被动锻炼：包括门德尔松吞咽法、用力吞咽法、Masako手法、Shaker训练、下颏抗阻力训练和舌压抗阻反馈训练等，运动量宜为每日3组，每组10次。环咽肌完全不开放或不完全开放者，喉部移动不足与吞咽不协调者，进行门德尔松吞咽法；舌根向后运动障碍者进行用力吞咽法；咽腔压力不足、咽后壁向前运动较弱者，进行Masako手法；因上食管括约肌开口受限而导致吞咽困难者，可进行Shaker和下颏抗阻力训练（年老者优选，但因病情需平躺者不可使用）；舌压抗阻反馈训练仅适用于舌的解剖结构完整者。③直接摄食训练：为患者选择最佳食物稠度，根据患者个体化情况选择一口量，推荐5~20ml，并基于吞咽造影评估的吞咽情况，调整适合患者的最佳进食姿势。吞咽延迟、舌根回缩或喉部抬高减少者，指导患者在吞咽食物时应头部屈曲；单侧咽壁受损或单侧声带无力者，进食时将头部向咽部薄弱或受损侧旋转。

（2）颞颌关节功能康复：放疗期间可进行颞颌关节功能训练，包括：①叩齿：上下齿轻轻叩击或咬牙，每组100次左右；②咽津：经常做吞咽运动。③鼓腮：闭住口唇，使腮部鼓起，每组20次以上；④弹舌：微微张开口，让舌头在口腔里弹动，发出“嗒嗒”的响声，每组20次以上；⑤张口：大幅度张口锻炼即口腔迅速张开，然后闭合，幅度以可忍受为限，每组20次以上。张口幅度小或持续时间短者，可借助软木塞、开口器或口香糖辅助锻炼。⑥颈部旋转运动：每日进行颈部旋转运动，每组5~10分钟。以上动作每日2~3次，动作缓慢，尽量以最大幅度进行，以患者能耐受为宜。锻炼持续超过放疗后2年为宜。

（3）肩颈关节功能康复：头颈部放疗患者为了避免肩颈部肌肉纤维化、挛缩等导致肩颈部活动受限，放疗期间应尽早对特定肌群进行强化训练，如斜方肌和前锯肌为主，可采用耸肩、增加肩部力量、上肢伸展、肩部上举等运动形式，必要时可借助肌肉能量技术（MET）和神经肌肉本体感觉促进技术（PNF）进行锻炼，应有运动康复治疗师全程指导。接受放疗的Ⅲ、Ⅳ期头颈肿瘤患者，可渐进式阻力训练为主。

2.乳腺肿瘤放疗患肢功能康复

（1）肩关节和上臂肌肉训练：乳腺肿瘤放疗期间应

保持循序渐进的患肢功能训练，训练重点应以肩关节和上臂肌肉训练为主，训练方法同乳腺肿瘤术后渐进性上肢功能康复锻炼。

（2）患肢淋巴水肿康复：发生淋巴水肿的患肢不可提重物，运动幅度不可过大。定期测量并比较双上肢周径差，如出现上肢麻木和/或肿胀加重应及时就诊。可采用手法淋巴引流综合消肿治疗（CDT）、气压治疗等。进行引流按摩时要控制力度，以局部皮肤发红为宜，不宜用力过度使血流增加加重水肿。按摩顺序为先健侧后患侧，先对区域淋巴结进行按压，再按引流区域的淋巴管走向做引流，逐步刺激正常淋巴管，使滞留的淋巴液循环流动。每侧每次30~45分钟，每日1次，25次为1个疗程。

3.胸部放疗肺功能康复

放疗期间应根据患者肺功能情况，在呼吸康复治疗师的指导下及早进行呼吸功能训练。方法包括：①腹式呼吸。②缩唇呼吸。③借助阈值型或抗阻型呼吸训练器进行训练。④呼吸操：联合腹式呼吸、缩唇呼吸、扩胸、弯腰、下蹲等动作，锻炼吸气肌、呼气肌、四肢肌力及耐力。⑤推荐与全身有氧运动训练、抗阻运动训练联合进行，如步行、骑自行车、爬楼梯、慢跑、举哑铃、弹力带等。⑥运动量可根据患者个体化情况制定，循序渐进增加，持续监测并动态调整。宜每天训练大于4次，每次训练大于等于15分钟，每周至少4~5次，训练强度控制在Borg评分的4~6分，避免出现呼吸肌疲劳。⑦当患者出现以下2种或以上情况时，应及时终止呼吸训练：R>35次/分钟，SpO_2<90%，P>130次/分钟，收缩压>180mmHg或<90mmHg，激动，出汗，意识改变，胸腹矛盾呼吸等。

4.妇科肿瘤放疗功能康复

（1）阴道功能康复：放疗期间定期检查阴道情况，放疗2~4周可使用阴道扩张器，每周至少3~5次，有形成疤痕组织倾向者，可每日使用阴道扩张器，避免发生阴道狭窄。可使用水性、无色无味的阴道保湿霜或润滑剂。放疗期间可进行正常性生活，使用避孕套可减少刺痛。发生阴道急性出血时，应压迫出血点，监测生命体征，遵医嘱扩充血容量和/或输血治疗。

（2）盆底肌功能康复：指导患者加强以耻骨、尾骨肌群（即肛提肌）为主的盆底肌群自主收缩锻炼，进行Kegel运动训练，即排空膀胱，有意识地收缩肛门、尿道及会阴肌5~10秒，再放松10秒；每次10~15分钟，每天3~5次，每周5天，2周为1个疗程，持续2个疗程。

（3）膀胱功能康复：指导患者多饮水，训练定时排尿、延时排尿和意念排尿等，出现尿痛、血尿时，可行膀胱灌注，并遵医嘱用药。

（4）下肢淋巴水肿康复：可使用CDT、压力绷带或压力袜（压力范围30~60mmHg，每3~6个月更换1次）、柔韧性及抗阻功能训练、借助加压装置辅助训练等。

六、放疗后远期不良反应的预防和护理

放疗远期不良反应是指实质细胞耗竭后无力再生而最终导致的纤维化，损伤主要发生在更新慢的组织，如肺、肾脏、心脏和中枢神经系统，潜伏期较长，一般在放疗后3~6个月内甚至数年以后出现，一旦出现可造成永久性的损伤，因此远期不良反应的管理和监测尤其重要。

（1）放射性心脏损伤：多发生于胸部放疗患者，可在放疗结束后1年内发生，也可能在治疗后数年或数十年内发生。早期多无明显临床表现，应指导患者在放疗结束后长期进行心血管疾病随访和心电图、心肌酶等心功能检查、超声心动等影像学检查，及早发现心功能异

常，随访频率为每6个月一次，三年后每年一次。指导患者居家期间避免吸烟、饮酒、病毒感染、情绪焦虑、久坐不动等诱发因素，如有不适，及时就医。

（2）放射性脑损伤：又称放射性脑病，是鼻咽癌、脑瘤、白血病及其他头颈部肿瘤在放射治疗后所致的常见且最严重的并发症。早期放射性脑损伤通常发生在放射治疗后1~6个月，表现为短暂脱髓鞘，短期记忆力丧失，疲劳感和嗜睡，亦可导致严重损伤。经过早期积极的治疗及护理干预往往能取得较好的效果，指导患者早期发现症状，及时就医。远期放射性脑损伤发生在放射治疗6个月以后，表现为脱髓鞘、血管异常和脑白质坏死及智力减退，通常是严重不可逆性损伤，治疗效果及预后较差。患者居家期间要以安全护理为主，加强宣教，防止走失等意外发生。

（3）放射性龋齿：多在头颈部放疗结束后3个月~1年发生，表现为牙颈部环状龋损、整个牙冠色素沉着成棕黑色及散在分布于牙冠各牙面的点状浅表龋损。与普通龋齿差异大且更严重，严重龋齿合并感染可导致放射性下颌骨坏死。早期预防为主，放疗前2周进行全面牙科评估，拔除严重龋齿，填补较轻龋齿。指导使用含氟牙膏刷牙或可涂抹氟化漆保护物。放疗期间应评估患者口腔、牙齿、牙周、颌骨活动、唾液腺分泌功能等情况，保持口腔清洁，可采用冲牙器冲洗牙齿，忌剔牙。放疗后2~3年内应尽量避免拔牙或种牙，发生龋齿的患者，应以龋洞的修补为主。若必要拔牙，应联系放疗科及口腔科医师综合评估。

（4）放射性肺纤维化：是肺癌、乳腺癌、食管癌等胸部肿瘤放射治疗常见的晚期并发症，放疗后6~24个月可能会出现肺纤维化改变，是不可逆性损伤，不仅会降低放疗效果，也会导致患者出现呼吸功能障碍。积极治疗放射性肺炎，减少诱发因素，指导患者坚持呼吸功能和有氧运动训练，预防或延缓肺纤维化的发生。

（5）慢性放射性肠损伤：多发生于放疗结束后6个月~5年，甚至更长时间，症状持续3个月以上，伴有反复腹痛、腹泻、乏力、腹胀、消化不良、食欲缺乏、贫血等，严重者可见狭窄、穿孔、瘘管及梗阻等。目前主要对症治疗为主，可遵医嘱使用黏膜保护剂、止血药物、抗生素等控制症状。如症状持续加重，迁延不愈，可考虑给予外科手术治疗。

七、随访教育

（一）随访目的

发现尚可接受潜在根治为目的的转移或复发，尽早发现肿瘤进展或第二原发瘤以及放疗所致的并发症，并及时干预处理，以延长生存时间，提高生存质量。目前尚无证据支持何种随访策略最佳，应根据患者情况和肿瘤分期制定个体化、人性化的随访方案。

（二）随访频率

放疗患者出院后1个月随访1次，3个月后无特殊情况每3个月随访1次至2年；2年后，每6个月随访1次至5年；5年后每年随访1次。如有病情变化可根据实际情况调整随访频率。

（三）随访内容

（1）检查内容：血液检查、全身骨扫描、病灶部位的影像学检查（如X线片、CT平扫、MRI平扫），有条件的患者行全身PET等检查。

（2）肿瘤消退情况：消退时间，如有残留，记录部位，有关检查结果及处理方法。

（3）复发情况：复发部位、时间、检查与处理手段、结果。

（4）远处转移情况：部位、时间、检查与处理手段、结果。

（5）并发症与后遗症：放射性脑/脊髓损伤、放射性耳损伤、骨坏死、皮肤黏膜损伤、纤维化（肌肉、肺组织等）、张口困难、放射性炎症、继发肿瘤等。

（6）功能康复状况：头颈患者放疗后是否出现头颈部和颞颌关节功能障碍；乳腺放疗后患肢是否出现肢体活动障碍、淋巴水肿等并发症；胸部放疗后患者是否出现进食困难、呼吸困难等；妇科放疗后患者是否出现性功能异常、慢性肠炎等；其他部位放疗后患者是否出现下肢感觉异常或进行性温觉减退、是否出现神经认知功能减退等。

（7）患者的心理社会适应水平：详见本指南《心理疗法》分册。

（四）教育指导

给予患者健康指导，提供居家护理及疾病相关知识，预防放疗后并发症，提高肿瘤患者放疗后心理社会适应能力，恢复个体、家庭、社会功能，改善生存质量。

第三章

靶向治疗护理

一、概述

靶向治疗（targeted therapy）针对在肿瘤发生、发展及转移过程中起关键作用的特定靶分子及其相关信号通路，进行点对点的干扰或阻断，从而达到控制肿瘤生长、转移的目的。靶向治疗药物具有高选择性、高敏感性及高效性、对正常细胞伤害更小特点，但也存在一系列毒副反应。肿瘤靶向治疗日新月异，新药不断拓展，对靶向治疗患者的护理、毒副反应监测、预防和处理，直至健康教育的需求增加，对肿瘤临床护理的服务内容、专业能力和综合素质也提出了新要求。

二、靶向治疗的机制及分类

靶向治疗是指针对特定的靶标进行精准治疗而不影响机体正常组织的疗法；主要包括靶向肿瘤血管生成药物，靶向表皮生长因子受体（human epidermal receptor，HER）家族药物，靶向mTOR（mammalian target of rapamycin）药物，靶向细胞膜分化相关抗原的药物，靶向c-MET、RAS、BCR/ABL、BTK、ALK、HOAC、BRAF、蛋白酶体药物五大类。

三、肿瘤靶向治疗患者的评估

（一）患者整体评估

（1）一般情况：评估患者的年龄、性别、职业、经济、生活状态、营养状况、功能状况、生活自理能力等。

（2）疾病史及既往史：了解本次发病特点、经过、既往治疗情况。既往有无其他系统肿瘤、过敏性疾病、病毒感染等病史；家族中有无相关肿瘤病史。

（3）身体状况及辅助检查：评估生命体征、意识、瞳孔、肌力及肌张力、运动感觉功能、生活自理能力等；了解CT、MRI等影像学，以及血液、内分泌激素的检查结果。

（4）心理社会状况：了解患者及家属对疾病的认知和治疗期望值；对靶向治疗目的、方法和预后的认知程度；家属对患者的关心、家庭对治疗的经济承受能力等社会支持情况；评估患者的心理、社会支持及经济毒性状况。

（二）靶向药物的使用评估

（1）适应证及禁忌证：①适应证：遵医嘱或药品说明书使用；②禁忌证：对药物中任何一种组分或溶媒、

辅料等过敏者禁用；在开始联合治疗前，应考虑联合化疗药物的有关禁忌；治疗期间应避免接种活疫苗，避免与接种过活疫苗的人密切接触。

（2）药物评估：评估药物的刺激性、有效期及药物质量。

（3）使用前评估：根据药物使用途径评估患者情况：①静脉输注靶向药物：a.评估患者主观意识和身体情况，包括患者意识状态、生命体征、对治疗的接受程度和合作程度等；b.评估患者的药物过敏史；c.评估患者血管通路，根据患者治疗方案选择合适的静脉血管通路。靶向药物一般不宜使用头皮钢针。②口服靶向药物：用药前评估患者的依从性和知识水平。

四、靶向药物用药护理

（一）静脉使用靶向药物的护理

通过静脉输注靶向药物到达肿瘤部位，以达到促进肿瘤细胞凋亡、控制肿瘤的目的。

（1）靶向药物的保存及配制：①药物贮藏：a.2~8℃避光保存和运输。b.储存和运输过程中严禁冷冻。c.避免剧烈震荡。②药物配制：a.药物配制前，均需双人核对医嘱、查看药物名称和有效期；药物的配制、用法和用量应严格按照医嘱和使用说明书的要求执行。b.药物配制时的防护：硼替佐米在配制时应做好防护，避免皮肤接触。c.配制条件：药物配制尽可能在静脉用药调配中心（pharmacy intravenous admixture services，PIVAS）或符合静脉输注配制的无菌环境中进行。d.配制完成后应轻轻倒置输液袋以混匀溶液，避免振摇和溶液起泡。e.输注液在给药前应目视检查，以查看有无颗粒产生和变色。f.请按“输注准备”的要求对复溶后的药物进行充分稀释后使用。③配伍禁忌：a.靶向药物均不可和其他药物混合或稀释，应参考药物说明书选择合适的稀释液，避免造成药物化学和物理性质不稳定。b.曲妥珠单抗应使用配套提供的稀释液，不得使用5%葡萄糖溶液稀释，因其会导致蛋白凝聚；对溶媒苯甲醇过敏者，推荐使用无菌注射用水稀释。c.不能将贝伐珠单抗输注液与右旋糖和葡萄糖溶液同时或混合给药。④药物配制后储存：a.不含任何防腐剂或抑菌剂的药物，制备输液过程中必须确保无菌操作，开启后建议立即使用，配制好的溶液应按说明书保存。b.曲妥珠单抗稀释后的溶液中含防腐剂，在2~8℃中可稳定保存28天。c.不得将配制后的溶液冷冻。⑤未使用的药物/过期药的处理：a.双人核查药物剂量，剩余药物按余药管理流程处理。b.应最大程度地减少药物在环境中的释放。c.不可将药物丢弃于废水或生活垃圾中，应使用药物回收系统对未使用的药物或过期药物回收。

（2）靶向药物静脉输注的操作流程：①严格遵循给药原则，鼓励患者主动参与医疗护理安全工作，做好查对制度。②预处理：用药前患者推荐使用抗组胺药物和皮质固醇类药物，以帮助预防和/或降低输注相关反应的严重程度。利妥昔单抗用药前还应预先使用解热镇痛药（例如扑热息痛/对乙酰氨基酚）。③检查静脉通路：药物可通过外周留置针或中心静脉导管等通路进行输注，输注前需抽回血，判断血管是否通畅。④监测生命体征：首次输注药物，给予心电监护严密监测，配备复苏所需的医疗器械和用品。

（3）靶向药物静脉输注顺序：①靶向药物与化疗联合应用时，应在每周期化疗前使用。②尼妥珠单抗首次给药应在放射治疗的第一天，并在放射治疗开始前完成。③帕妥珠单抗和曲妥珠单抗必须序贯给药，但两者可按任意顺序给药；两者给药应先于紫杉类药物；应在完成完整蒽环类药物治疗方案后给予。

（4）靶向药物的静脉输注速度：①首次给药应以较低速率开始输注，具体输注速度应严格按照使用说明书执行。利妥昔单抗注射液推荐起始滴注速度为50mg/h，如果无输注反应，可每30分钟增加50mg/h，直至最大速度400mg/h；后续滴注起始滴注速度可为100mg/h，每30分钟增加50mg/h，直至最大速度400mg/h。②当患者发生轻度或中度输注相关反应时，可降低输注速度。③当患者发生呼吸困难或者临床显著的低血压时应中断输注，发生严重和危及生命的输注相关反应的患者应永久停止使用该药物。

（5）靶向药物的静脉输注注意事项：①严禁静脉推注或快速静脉注射，但西妥昔单抗可通过输液泵、重力滴注或注射器泵给药。②药物输注时必须通过独立的不与其他药物混用的输液管静脉滴注。③术前28天内及术后28天不能应用贝伐珠单抗。

（6）靶向药物输注健康宣教：①用药前宣教：向患者详细介绍靶向药物的优点、作用机制、输注注意事项、使用方法、常见的不良反应及预防措施。②心理护理：靶向药物价格昂贵，应与患者进行有效沟通，建立医患信任关系，解除患者紧张的情绪，鼓励患者对治疗的信心。③教会患者正确识别靶向药物的急性毒性反应，一旦发生相关症状立即告知医护人员。④西妥昔单抗和帕妥珠单抗可能会发生重度超敏反应，症状可能发生在首次滴注期间及滴注结束后数小时或后续滴注中，告知患者这种反应有延迟发生的可能性。

（7）靶向药物静脉输注流程图

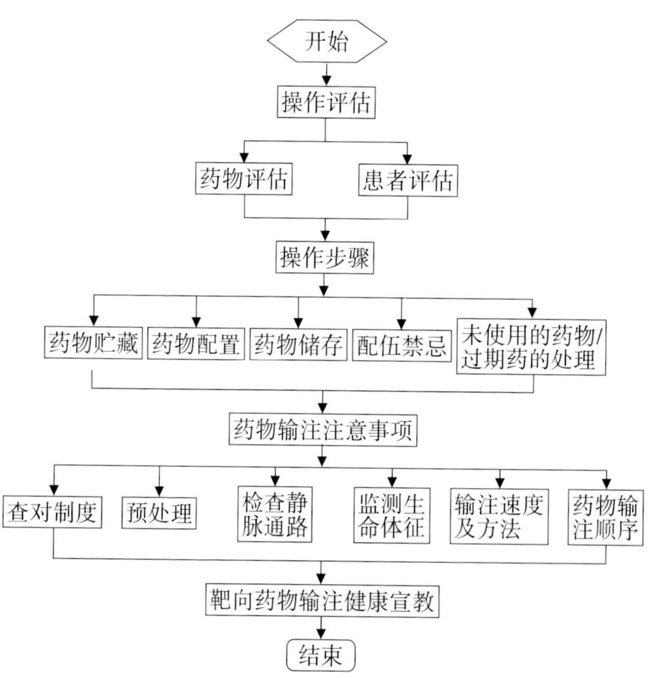

图2　靶向药物静脉输注流程图

(二)口服靶向药物的护理

协助患者遵照医嘱安全、正确地服用靶向药物，使药物经胃肠道黏膜吸收而产生疗效，从而达到抑制肿瘤细胞生长、减轻症状、治疗疾病的目的。

(1) 口服靶向药物的发放及服用护理：①药物贮藏：建议室温保存，避免阳光直射。②发药准备：a.必须在有使用经验的医疗机构中并在特定的专业技术人员指导下使用。b.双人核对医嘱及查对患者信息。③服药时间：a.每天同一时间服药，可与食物同服或不与食物同时服用，直至疾病进展或患者无法耐受。b.阿法替尼不应与食物同服，在进食后至少3小时或进食前至少1小时服用阿法替尼；厄洛替尼至少在饭前1小时或饭后2小时服用。c.高热量食物可能明显增加埃克替尼的吸收；推荐索拉非尼空腹或伴低脂、中脂饮食服用。④服药方法：a.用一杯饮用水（非碳酸饮料）整片送服片剂药物，不应咀嚼或压碎；胶囊应整粒吞服。b.替代给药方法：对于无法吞咽片剂的患者，用药前将本品片剂放入一杯饮用水中轻轻搅拌至完全溶解后立即服用。用相同容量的水清洗水杯并将清洗液全部服用，以确保服用了完整剂量。c.药物溶解后可通过胃管给药，再用相同容量饮用水清洗水杯并将清洗液通过胃管全部服用。⑤药物漏服处理方法：a.一旦漏服1次药物，患者应在当天记起时尽快服用。若距离下次服药时间太近，请遵循药物说明书和专科医生指导下补服。b.不可为了弥补漏服的剂量而服用加倍的剂量。c.如果在服药后呕吐，则在正常时间服用下一剂药物。

（2）服药注意事项：①患者发生严重和/或不可耐受的不良反应时，建议在专科医生指导下根据个体患者的利益/风险评估暂时减少给药剂量和/或中断该药治疗。②依维莫司在围手术期应慎用，会导致伤口愈合延迟，并增加了发生伤口相关并发症的风险，如伤口裂开、伤口感染、切口疝、淋巴囊肿和血肿。

（3）口服药物健康宣教

推荐育龄期患者在服药期间使用有效的避孕措施；告知妊娠妇女使用靶向药物可能会对胎儿有潜在风险；推荐哺乳母亲在接受治疗期间停止母乳喂养；完成治疗后哺乳及妊娠时间应参考药物说明书及专科医生指导意见；在治疗期间建议患者在驾驶或操纵机器时服药应谨慎。

（4）口服靶向药物流程图

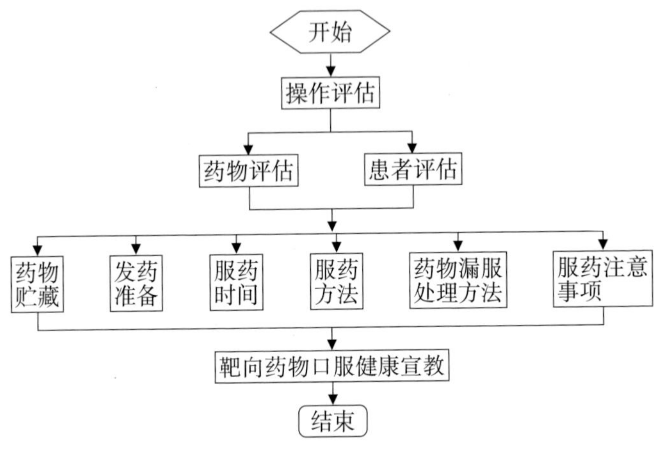

图3　靶向药物口服流程图

五、靶向药物常见毒副反应

靶向药物常见毒副反应主要见于：皮肤黏膜、呼吸系统、心血管系统、消化系统、血液系统等，在本指南中毒副反应选用评估工具为2017年美国颁布的不良事件评价标准5.0（common terminology criteria for adverse events V5.0，CTCAE V5.0）。

（一）皮肤及黏膜相关毒性反应

靶向治疗的皮肤毒性反应多见于表皮因子受体（EGFR）的分子靶向治疗药物，如吉非替尼、厄洛替尼、拉帕替尼、西妥昔单抗、帕尼珠单抗等。皮肤毒性反应的发生率高达79%~88%，常见皮肤毒副反应主要包括痤疮样皮疹、手足皮肤反应、黏膜炎、皮肤干燥、瘙痒、甲沟炎、头发异常等。监测内容包括：①体征评估：皮肤毒性反应的严重程度、受影响体表面积及皮疹密度、炎症和感染；②主观评估：患者生活质量、主观体验的报告和记录（强度、时间、持续时间、特征以及相关症状、疼痛、加重和缓解因素）。瘙痒强度可通过视觉量表或数字评定量表评定。甲沟炎建议使用甲沟炎评分系统（scoring system for paronychia related to oncologic treatments，SPOT）来评估甲沟炎的严重程度。

（1）皮疹、皮肤瘙痒：①预防：a.皮疹大多出现在治疗后的第2周，在靶向治疗开始时应采取有效的预防措施，包括1%氢化可的松，至少每天使用两次无酒精的皮肤保湿霜（最好含有5%~10%尿素保湿霜），避免直接日晒，并使用防紫外线产品，每2小时涂抹一次。b.自药物治疗开始，避免使用导致皮肤干燥的物品，穿宽松的衣服减轻摩擦。c.一般不推荐预防性使用维生素K_1乳膏。②护理：a.发生皮疹后及时监测、评估和报告医生皮疹的程度和变化，同时留意有无皮肤感染等并发症的发生。b.伴有瘙痒症状患者可口服或局部应用抗组织胺药，也可局部用氧化锌软膏、炉甘石洗剂止痒。c.当怀疑有感染时，应行细菌培养，据药敏结果选择抗生素。d.若出现3级皮肤不良反应，应暂停治疗，控制症状后再考虑重新用药；如出现罕见的4级皮肤不良反应，应终止治疗。

（2）手足皮肤反应：①预防：a.日常生活中避免摩擦和剧烈运动，使用减震鞋垫，穿宽松舒适的鞋，坐位和卧位时可抬高双下肢。b.手足避免接触热水和高温物品。c.手足每天用温水浸泡10分钟，擦干后涂护肤霜（凡士林软膏、橄榄油等），以保持皮肤湿润，推荐尿素和皮质类固醇来预防手足皮肤反应。②护理：a.1级手足反应：可在医生指导下使用抗菌药物或抗生素治疗；出现脱皮时可使用消毒剪刀处理；持续追踪，关注手掌与脚掌皮肤的变化。b.2级手足反应：除按1级手足皮肤反应护理外，如出现疼痛，可冷敷或将手足放于冰水中，局部使用麻醉药和非甾体抗炎药，靶向药物剂量在1周内（最长在一个月内）减少50%，当患者的手足反应降至1级或者正常时，可考虑恢复原来的剂量。c.3级手足反应：治疗暂停至少1周，直到手足皮肤反应降至1级或者正常，重新使用靶向药物时，剂量为标准剂量的25%；如未出现副作用，可考虑逐步增加药物剂量至标准剂量。

（3）甲沟炎：①预防：a.穿着宽松的鞋袜，减少甲缘的磨损和创伤，避免进行导致手足损伤的工作或运动。b.指导患者保持手足的清洁卫生，避免接触碱性肥皂或刺激性液体，勿挤压甲床周围。c.每日清洁后涂抹保湿霜，避免皮肤干燥开裂，减少继发感染；将趾甲修剪圆钝，避免过短或过尖造成嵌甲。②护理：a.1级和2级：病变具有自限性，可选择保守治疗（如局部使用皮质类固醇、抗生素、硝酸银化学烧灼、2%聚维酮碘和可拉伸胶带包扎）。b.3级：怀疑有微生物感染，应据药敏结果制定用药方案。如有更严重的甲沟炎、化脓性肉芽肿、双重感染需要手术排脓、消融或清创干预，可考虑转诊至皮肤科进行相应处理。出现疼痛可口服止痛药。

（4）黏膜炎：①预防：a.在开始治疗前，进行黏膜炎发生风险的健康教育。b.使用无酒精漱口水，保持良好口腔卫生。c.对牙科器具（牙套、假牙、固定具等）使用合理性进行评估。d.建议食用柔软、无刺激、易于咀嚼和吞咽等不会引起口腔病变的食物；鼓励多喝水，含服蜂蜜、咀嚼口香糖、涂抹润唇膏减少口腔干燥。②护理：a.1级黏膜炎可使用0.9%的生理盐水或碳酸氢钠漱口，避免使用含酒精的漱口水；感染可选用局部或全身抗生素治疗。b.对2级黏膜炎，考虑暂停治疗。c.3级及以上黏膜炎，建议在专科医生指导下根据个体患者的利益/风险评估暂时减少给药剂量和/或中断治疗。

（二）肺毒性反应

肺毒性是靶向治疗呼吸系统常见的毒性反应。临床症候群有支气管痉挛、过敏反应、输液反应、间质性肺炎、非心源性肺水肿、毛细血管渗漏综合征、急性肺损伤等。常见为间质性肺炎，发生率为1%~4%，常见于治疗的最初2~3个月内。用药前应评估危险因素，包括：男性、近期放化疗史、吸烟史、年龄大于等于55岁、体力状态（performance status，PS）评分大于2分、影像学检查显示正常肺组织小于50%、间质性肺疾病、肺气肿或慢性阻塞性肺病、肺部感染、被诊断为肿瘤的时间短（小于6个月）、合并心血管疾病。

（1）预防：①存在危险因素时，应谨慎用药。②用药时间避免与胸部放疗同步进行，可采用序贯疗法。③加强病情的监测和随访，出现新发呼吸道症状或发热时，及时行胸部影像学检查。

（2）护理：①密切观察病情及精神状态，监测生命体征，观察咳嗽症状体征及痰液的颜色、性状、气味、量。②一旦发生或怀疑肺毒性时，应立即停药。③糖皮质激素是治疗肺毒性的主要药物，在治疗过程中可能出现一过性血糖增高，应告知患者血糖升高的原因、转归及重要性；密切观察血糖变化，并注意补充钙及维生素D，预防消化道出血。④患者畏寒、发冷时注意保暖；体温升高时予以降温措施，及时更换汗湿的内衣裤防止受凉。⑤嘱患者适当饮水，补充水分。⑥指导患者留取痰标本的方法，必要时予以消炎止咳化痰药。⑦推荐参照慢性阻塞性肺疾病氧疗指征，静息状态低氧血症（$PaO_2 \leq 55mmHg$，或 $SaO_2 \leq 88\%$）的患者接受长程氧疗，氧疗时间大于15h/d。⑧发生呼吸衰竭时行机械辅助通气。

（三）心血管系统毒性反应

靶向治疗易引起心血管毒性反应，常见药物包括：曲妥珠单抗、贝伐珠单抗、洛拉替尼等，主要表现为高血压、心脏毒性、血栓、高血脂等。贝伐珠单抗最常出现高血压表现，发生率约为36%。用药前注意评估有无吸烟史、睡眠呼吸暂停综合征、心理情况、高血压家族史、肾病史、饮食情况、糖尿病、高脂血症、心脏疾病史、电解质水平、血栓史及心脏支架置入等。

（1）高血压：①预防：a.治疗前监测基础血压，治疗期间及用药后每天监测血压。b.高血压患者用药前应充分控制血压，用药期间将血压控制在正常水平，且需动态监测血压。c.在治疗期间使用降压药维持正常血压，治疗结束后可能出现低血压，因此在停药后应随访，重新评估降压方案。②护理：a.对1级高血压，可行非药物干预手段（减少钠盐摄入、控制体重、戒烟、戒酒、加强运动和减轻精神压力）。b.2级及以上高血压，可行医疗干预。c.使用贝伐珠单抗需严格控制血压，治疗过程中，血压小于160/100mmHg，治疗方案不变；发生高血压危象时，应永久停用，其他情况见图4。

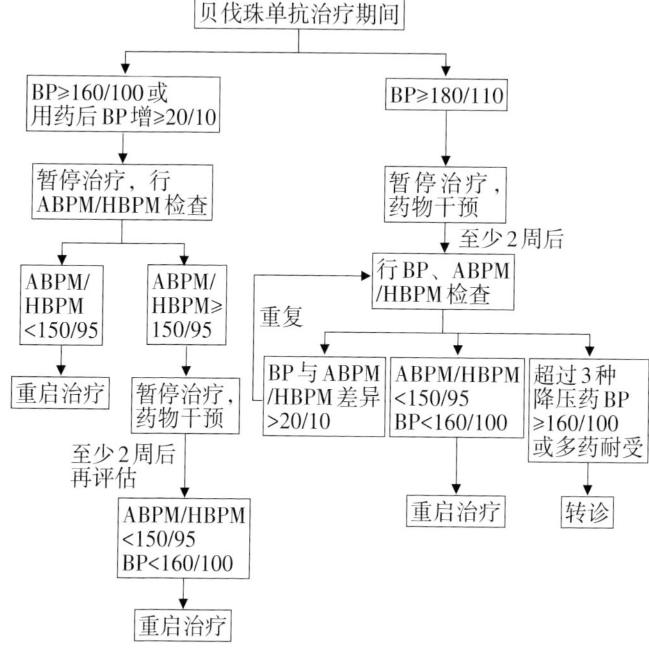

图4　贝伐珠单抗治疗期间血压（mmHg）管理

（2）心脏毒性：① 预防：识别心血管事件高危患者，避免与损害心脏的药物合用，定期行心功能评估和监测。②护理：a.无症状性心脏毒性（只有心脏标志物和超声心动图指标变化）：心肌标志物轻度升高无需停药，遵医嘱予以心肌保护治疗。b.症状性心脏毒性（心力衰竭、心肌损伤、心律失常、高血压等）：应暂停治疗，解除危及生命的症状（如急性心力衰竭、3级高血压、恶性心律失常等），积极控制危险因素，根据心功能稳定综合状态判断是否停药。

（3）其他并发症：①血栓护理：使用贝伐珠单抗治疗时，应警惕血栓发生。a.3级及以下静脉血栓（venous thrombus embolism，VTE），采用低分子肝素开始抗凝治疗后，可恢复治疗。b.对于4级及以上VTE、抗凝复发或难治性VTE患者，应终止治疗。c.近期动脉血栓（arterial thrombus embolism，ATE）病史，至少停药6个月，开始治疗前，应确定患者处于稳定或无症状状态，必要时请专科医生会诊。②高血脂预防：用药前监测基线血脂，治疗过程中定期监测；高危人群（动脉粥样硬化、吸烟、冠心病家族史）可适当药物干预。③高血脂护理：治疗期间出现高脂血症时，应予低脂饮食宣教；2级及以上高胆固醇血症或高甘油三酯血症，应指导患者服用降脂药。

（四）消化道系统毒性反应

患者接受靶向治疗过程中最常出现的胃肠反应有恶心、呕吐、腹泻，主要药物包括吉非替尼、厄洛替尼、拉帕替尼等。用药前应评估：患者排便习惯、腹泻的症状、持续时间、大便次数及性状；是否有发热、晕眩、痉挛等症状，以排除其他副作用的影响；评估饮食习惯、用药史及对治疗的依从性。多数靶向药物主要通过肝脏酶系代谢，易致肝毒性，主要表现为血清谷草转氨酶、谷氨酰转肽酶、碱性磷酸酶和总胆红素升高，出现肝炎、肝硬化、肝纤维化、肝衰竭等表现。主要药物有伊马替尼、舒尼替尼、索拉非尼等。

（1）胃肠道毒副反应：①预防：a. 治疗期间应遵循低脂、低纤维饮食，尽量减少红肉、酒精、辛辣食物和咖啡因的摄入。b. 营养不良患者应给予营养支持治疗。c. 避免过度饮食限制，可能会对患者的生活质量产生负面影响，导致患者的体重减轻。②护理：a. 如果出现1级或2级（少于48小时）腹泻，予膳食调整，遵医嘱指导患者服用止泻药；建议每天饮用1~1.5L等渗口服补液盐（ORS），低渗液体，如水、茶、果汁等，服用不要超过0.5L。腹泻解决后，可继续靶向治疗。b. 用最大剂量止泻药，腹泻仍持续48小时或3~4级腹泻，停用靶向治疗；再次评估患者状况并安排住院对症处理；进行粪便培养，必要时行静脉补液。停止靶向治疗后腹泻仍未改善，则需请胃肠专家会诊者转科处理。

（2）肝脏毒副反应：①预防：a. 靶向治疗前建议全

面肝脏指标检查，排除有无肝病或肝炎病毒感染；治疗期间监测肝功能指标，观察有无肝损伤表现。b.治疗前对乙型肝炎、肝硬化等原发性肝脏疾病积极治疗。c.加强用药健康教育，提高患者对药物所致肝损伤风险意识。②护理：a.治疗期间注意观察有无乏力、食欲减退、厌油、肝区胀痛、上腹不适、大便颜色变浅、瘙痒和全身皮肤黄染等肝损伤症状。b.出现肝损伤时，遵医嘱给予对症和保肝治疗；肝损伤、肝功能严重或恶化时，暂停用药。c.指导进食高蛋白、高纤维、低脂肪的清淡易消化食物，多食新鲜蔬菜、瓜果等，少食多餐，禁烟禁酒。

（五）血液系统毒性反应

靶向药物治疗引起血液系统不良反应较为常见，但多为轻度，少有严重骨髓抑制，主要见于小分子靶向药物，如伊马替尼、舒尼替尼、达沙替尼、厄洛替尼等和单抗类药物，如利妥昔单抗、阿仑单抗等。其中索拉非尼主要引起贫血和血小板减少，舒尼替尼引起贫血和中性粒细胞及血小板减少的发生率可达70%，帕唑帕尼、阿帕替尼和卡博替尼引起中性粒细胞和血小板减少的发生率在20%~30%，瑞戈非尼、仑伐替尼、安罗替尼和呋喹替尼引起的骨髓毒性主要表现为血小板减少，瑞戈非尼可达40.5%。

（1）预防：①具有以下危险因素的靶向治疗患者，更易出现骨髓抑制，应加强防护：年龄大于等于65岁、女性、体力状态差（PS评分≥2分）、既往治疗期间曾出现过骨髓抑制、开放性创伤/近期手术、合并有感染、肿瘤侵犯骨髓、既往有放/化疗史、其他脏器功能异常（肝、肾和心功能不全）、慢性免疫抑制状态。②治疗前进行知情与安全教育：包括靶向药物治疗常见骨髓抑制不良反应及随访节点要求，尤其注意血小板减少症的预防。可指导患者补充铁剂、叶酸、维生素B_{12}等，以预防和治疗控瘤药物引起的贫血。③指导患者选择清淡、易消化、营养丰富食物，可选择药食两用的中药做成药膳，如党参、黄芪、当归、红枣、花生、龟胶、阿胶等搭配粥类，预防和改善骨髓抑制。

（2）护理：①靶向治疗过程中，定期进行血液指标监测，包括：中性粒细胞、白细胞、血小板和血红蛋白等。②Ⅰ、Ⅱ级骨髓抑制，遵医嘱用药，告知患者粒细胞集落刺激因子（G-CSF）、重组人白介素-11（rhIL-11）、血小板生成素（TPO）、促红细胞生成素（EPO）

等药物的使用注意事项和不良反应的观察。③Ⅲ、Ⅳ级骨髓抑制除用药处理外，还应根据情况选择保护性隔离。④使用促血小板生长因子时，应密切监测血小板计数，当血小板计数达到正常值下限或较基线增加50× 10^9/L时，需及时停药，以防血小板计数过度升高引发血栓事件。

（六）其他毒性反应

（1）输注相关反应

许多用于肿瘤的靶向药物可能会导致输液反应，大部分发生在首次或第2次给药时，约10%~30%发生在后续的治疗中，一般可随着后续用药疗程逐渐降低。虽然多数输液反应较轻，但也可出现严重反应危及生命。输液反应发生率最高的药物为利妥昔单抗和阿仑单抗（均大于等于50%）、曲妥珠单抗（40%）和西妥昔单抗（20%），常表现为发热、寒战、皮肤潮红、瘙痒、心率及血压改变、呼吸困难、胸部不适、背痛或腹痛、恶心、呕吐、腹泻及皮疹等症状。

①预防：a.首次用药，输液速度宜慢，然后酌情加快输液速度至正常。b.即使首次用药未发生输液反应，后续治疗中也需密切观察。c.若患者循环中肿瘤细胞水

平较高（慢性淋巴细胞白血病、套细胞淋巴瘤等），使用利妥昔单抗可能会出现严重的输液反应，建议预先用药并分割用药剂量。d.使用达雷妥尤单抗时，如未发生输液反应，推荐至少在前3次给药时逐渐升高输液速率。

②护理：a.轻度或中度输液反应且无全身性过敏反应：应暂时停止药物输注；迅速完成患者气道、呼吸、循环及精神状态评估；遵医嘱对症处理；一旦症状缓解，可减慢速率重新输注药物并密切监测。b.重度输液反应或有全身性过敏反应（如泛发性荨麻疹、哮鸣、低血压及血管性水肿）：除采取以上措施以外，应立即予以氧疗；将患者置于仰卧位，双腿抬高（如果可以耐受），以增加回心血量；迅速建立静脉双通路；遵医嘱用药对症处理。

（2）其他系统毒性反应

神经系统毒性反应：包括中枢神经系统和外周神经病变。如：脑血管意外、晕厥、嗜睡、头痛等。泌尿系统毒性反应：蛋白尿、水肿、肾功能不全、肾病综合征等。内分泌毒性反应：肾上腺功能异常、甲状腺功能异常、高血糖等。代谢性毒副反应：低钾血症、高尿酸血症、高脂血症、肿瘤溶解综合征等。血管系统毒副反应：高血压、动脉栓塞、深静脉血栓、出血等。全身性毒副反应：发热、畏寒、头痛、乏力、疲乏、关节痛、骨痛、肌肉痛等。

①预防：a.根据药物相关使用说明，对不同类型靶向药物进行毒副反应预防，并使用毒性反应相关评估工具、量表、检查报告等进行定期密切监测。b.用药前遵循药物使用说明书和临床指南合理用药；了解药物毒副作用，用药期间的禁忌证和相关注意事项。c.治疗前询问既往病史和用药史，加强用药知情同意管理，提高患者药物使用风险意识，进行药物使用指导和预防性健康宣教，及时识别发现不良反应并告知医护人员。d.用药后密切监测毒性反应的发生，定期进行相关检测；一旦出现相关毒性反应，据其严重程度，更换或终止用药。

②护理：a.及时减量、停用可疑药物并根据需要进行相应的对症处理。b.进行安全和自身护理的教育，加强心理护理，减少不良反应带来的心理冲击。c.采用其他治疗手段：运动、理疗、按摩等减轻不良反应的发生。

第四章

免疫治疗护理

肿瘤免疫治疗是通过外源性干预重启并维持肿瘤-免疫循环，重塑肿瘤免疫微环境，恢复机体正常的控瘤免疫反应，从而控制肿瘤生长的治疗方法，已成为继手术、放疗、化疗等传统疗法后肿瘤治疗领域的新突破。目前临床应用主要集中在免疫检查点抑制剂（ICIs）治疗和嵌合抗原受体T细胞（chimeric antigen receptor T-cell immunotherapy，CAR-T）治疗。

一、免疫检查点抑制剂（ICIs）治疗

（一）ICIs分类与作用机制

ICIs治疗是通过重新启动并维持肿瘤-免疫循环、恢复机体正常的控瘤免疫反应，从而控制肿瘤生长的一种治疗方法。根据作用靶点不同，ICIs主要分为程序性死亡受体-1（PD-1）单抗、程序性死亡受体-配体1（PD-L1）单抗和细胞毒T淋巴细胞相关抗原4（CTLA-4）单抗。

（1）PD-1单抗：PD-1与配体PD-L1结合后会诱导T细胞凋亡和免疫系统逃避应答，使瘤细胞躲过免疫应答而生长。PD-1单抗可以阻断PD-1与PD-L1结合，促进T细胞活化，增强控瘤免疫应答。常用的PD-1单抗有纳武利尤单抗（Nivolumab）、帕博利珠单抗（Pembrolizumab）、卡瑞利珠单抗（Camrelizumab）、信迪利单抗（Sintilimab）、替雷利珠单抗（Tislelizumab）、赛帕利单抗（Zimberelimab）等。

（2）PD-L1单抗：PD-L1是PD-1靶点的配体，两者结合后导致T细胞丧失瘤细胞的攻击能力，因此PD-L1单抗可阻断PD-L1结合PD-1，使T细胞能识别瘤细胞并将其清除，进而控制肿瘤的进展。常用的PD-L1单抗包括阿替利珠单抗（Atezolizumab）、恩沃利单抗（Envafolimab）、度伐利尤单抗（Durvalumab）、阿维鲁单抗（Bavencio/avelumab）、舒格利单抗（Sugemalimab）等。

（3）CTLA-4单抗：CTLA-4与抗原提呈细胞表面的B7-1和B7-2结合后，能竞争性抑制B7与T细胞表面的CD28结合，进而抑制T细胞活化。CTLA-4单抗可抑制CTLA-4而增强T细胞活性，发挥控瘤免疫效应。常用的CTLA-4单抗为伊匹木单抗（Ipilimumab）。

（二）ICIs用药前评估

（1）药物安全性评估：①药品评估：评估药品是否按要求贮存；配置前检查药品剂量、性状及有效期，查对配置浓度、溶媒选择、给药途径、剂量，了解药物间作用，严格掌握给药顺序及时间。②给药前风险因素识别：评估患者既往用药史及不良反应；确定是否为适应证给药，明确用药是否存在循证医学证据；识别特殊人群，包括自身免疫性疾病、病毒或结核感染者、老年人、接受实体器官移植或干细胞移植、胸腺上皮肿瘤、PS评分≥2分、脏器功能不全、少年儿童、疫苗接种者及妊娠期等，目前此类人群的药物治疗循证医学证据少或结论不一，用药需谨慎。

（2）药物有效性评估 建议按照实体瘤免疫治疗疗效评价（immunotherapy response evaluation criteria in solid tumor，irRECIST）标准进行疗效评估。

（3）患者整体评估：①体格检查：包括皮肤与黏膜、营养状态与排泄功能、呼吸与循环功能、神经、肌肉与关节功能及认知状态等。②病史询问：包括特异性自身免疫病、内分泌疾病、感染性疾病，吸烟史、过敏史、家族史、妊娠史、既往接受抗肿瘤治疗的情况等。③评估患者主观意识和身体情况：包括患者意识状态、生命体征、自理能力、对治疗的接受程度和配合程度等。④评估相关实验室及影像学检查：包括血液学检查、感染性疾病筛查、心电图、心功能、胸腹CT检查等。⑤评估患者体重，核对医嘱中的药物剂量。⑥评估静脉穿刺条件：外周静脉穿刺时观察周围皮肤是否有瘢痕、炎症、硬结等，避开静脉瓣、关节等部位。经中心静脉导管输注药物前评估穿刺点及周围皮肤的完整性、导管是否通畅。⑦家庭经济状况的评估：医护人员应根据患者的医保支付方式、收入情况以及患者的需求，为患者提供社会支持的信息、提供咨询方式，以改善患者经济压力及其带来的心理负担。

（三）ICIs药物管理与应用

（1）储存与配置：①ICIs为大分子蛋白类药物，稳定性易受环境温度、光照、震动等影响，须原盒包装2~8℃避光保存，冷链运输，药液的原液与稀释液均不得冷冻和震荡。②药物宜在层流安全柜内配置，注意无菌操作，抽取时动作轻柔，避免震荡产生泡沫。③药物应现用现配，配置前提前取出药瓶，室温（20~25℃）下复温15~30min。配置后观察药液有否悬浮颗粒和变色，且应立即使用，如未及时使用需2~8℃冷藏避光保存不超过24h或室温下最多保存4~8h（药品自冰箱中取出至输液完毕的时间），具体保存时间参考各药品说明书。④剩余药液连同原包装瓶应按照各医疗机构制定的相关规定集中处置；尽量避免药品在环境中释放，不得将药品丢弃于废水或生活垃圾中。

（2）规范应用：①合理选择用药顺序与输注时间。采用静脉输注方式给药，不得静脉推注。特别注意在首次输注时，速度宜慢，不得少于30min。输注前后一小时内，尽量不输注其他药物；与化疗药联用时应先用此类药物，间隔至少30min；当伊匹木单抗与纳武利尤单抗联用时，应分开输液管路，首先输注纳武利尤单抗，用药前后应用生理盐水或5%葡萄糖溶液冲洗输液管路。②合理选择用药工具。选择合适过滤孔径的无菌、无热源、低蛋白结合输液器（具体孔径参考各药品说明书），以正确用药途径安全给药；恩沃利单抗注射液仅为皮下注射药物，注射时使用1ml注射器抽取，保证准确剂量，注射部位为上臂外侧，应缓慢注射，注射完毕建议留院观察1h。

（四）ICIs相关不良反应（ICIs - irAEs）的护理

ICIs-irAEs分为常见毒性反应和罕见毒性反应，常见毒性反应包括皮肤、胃肠道、内分泌、肺、骨关节与肌毒性和肝脏毒性反应；罕见毒性反应包括心脏、血液、肾、神经和眼毒性反应。根据2021年制定的《CSCO免疫检查点抑制剂相关的毒性管理指南》可将毒性分为5级：

G1为轻度毒性；G2为中度毒性；G3为重度毒性；G4为危及生命的毒性；G5为与毒性相关的死亡。

（1）皮肤毒性：为最常见不良反应，一般发生在最初治疗的2~8周内。皮肤不良反应呈多样化，范围从轻微的非特异性皮疹、瘙痒、反应性皮肤毛细血管增生症、白癜风和苔藓样反应到严重的致命性皮肤病学反应，其中瘙痒和皮疹最为常见。①瘙痒和皮疹的护理：a.G1或G2级：继续或暂停ICIs治疗，遵医嘱给予口服抗组胺药或局部外用糖皮质激素；增加皮肤护理强度，建议使用凡士林或含有神经酰胺和酯类的保湿霜，局部冷敷或涂抹有凉爽作用的薄荷或樟脑制剂；避免热水洗浴；严格避免阳光直晒；休息与运动时保持周围环境温度适宜，避免出汗。b.G3或G4级：暂停ICIs治疗，使用大剂量糖皮质激素，加强皮肤护理，对严重瘙痒者遵医嘱使用止痒药物，必要时转诊皮肤科。②反应性皮肤毛细血管增生症：a.临床表现：形态学表现大致可分为“红痣型”、“珍珠型”、“桑椹型”、“斑片型”和“瘤样型”5种，以“红痣型”、“珍珠型”多见，常发生在躯干、颜面部位，眼睑、鼻腔及口腔处少见。b.护理措施：发现后及时联系主管医生，避免抓挠或摩擦，可用纱布保护易摩擦部位以免出血；破溃出血者可采用局部压迫止血；必要时采取如激光或手术切除等局部治疗；并发感染时应予抗感染治疗；反应性皮肤毛细血管增生症也可发生在内脏器官，应做好宣教，必要时需行大便潜血、内镜或影像学检查。

（2）胃肠道毒性：①临床表现：主要为腹泻、结肠炎，甚至出现结肠扩张、肠梗阻或肠穿孔等严重并发症。②护理措施：G1级：遵循饮食调整原则，保证营养摄入；24~48h内密切观察病情变化；避免使用通便药或大便软化剂；必要时给予肛周皮肤护理。G2或G3级：暂停ICIs治疗，遵循饮食调整原则，保证营养摄入，必要时请营养科会诊；严密观察病情变化，必要时应用止泻药物；留取粪便及血液学标本送检；遵医嘱应用糖皮质激素治疗；给予肛周皮肤护理。G4级：永久停用ICIs，遵医嘱应用大剂量糖皮质激素治疗；严密观察病情变化，注意腹膜炎和肠穿孔征象；谨慎使用止泻药物和阿片类镇痛药物；根据患者肠道情况给予流食、禁食或全肠外营养等。

（3）内分泌毒性：主要包括甲状腺功能障碍、垂体炎、1型糖尿病和原发性肾上腺功能不全。以甲状腺功能亢进和甲状腺功能减退为多见。①甲状腺功能亢进的护理：治疗期间患者若出现无法解释的心悸、出汗、进食和排便次数增多、体重减轻，需警惕甲亢发生。一旦确诊，应定期监测体重；给予高热量、高蛋白、高维生素的饮食，忌食刺激性及含碘丰富的食物；保证休息与活动。②甲状腺功能减退的护理：甲状腺功能减退表现为便秘、疲劳、乏力、体重增加、情绪低落和畏寒等，应给予高蛋白、高维生素、低钠、低脂饮食；指导患者养成定期排便的习惯，预防便秘；观察患者是否出现麻痹性肠梗阻表现；激素替代治疗者，应密切观察用药后反应，不可自行减量或停药。③垂体炎的护理：出现无法解释的持续头痛、视觉改变时，应警惕垂体炎；一旦发生应暂停ICIs治疗至症状缓解，在此期间观察患者是否出现肾上腺危象、严重头痛、视野改变等严重危及生命的症状；应用糖皮质激素替代治疗时，常规监测清晨促肾上腺皮质激素和皮质醇水平。④1型糖尿病的护理：当出现多尿、烦渴、体重下降、恶心、呕吐，需警惕1型糖尿病；常规监测血糖和糖化血红蛋白水平；调整饮食和生活方式，及早发现和干预酮症酸中毒发生。

（4）肺毒性：①临床表现：常见症状有呼吸困难、

咳嗽、发热或胸痛，偶会发生缺氧且会快速恶化以致呼吸衰竭，有约1/3患者无任何症状，仅表现为肺部影像学改变（斑片结节浸润影或磨玻璃结节影）。②护理措施：G1级：应暂停ICIs治疗，可进行痰液培养；增加血液学和影像学检查；指导患者和照顾者进行自我监测，2~4周后重复影像学检查若无异常，可继续治疗。G2级：暂停ICIs治疗，进行肺功能检测或支气管镜检查判断病情；遵医嘱应用糖皮质激素治疗，观察症状和体征缓解情况；观察感染征象，正确使用抗感染药物。G3或G4级：永久停用ICIs，持续心电监护，动态观察症状和体征；遵医嘱使用大剂量糖皮质激素治疗，观察症状和体征缓解情况；观察感染征象，正确使用抗感染药物。合并呼吸衰竭者，密切监护生命体征和精神状态，加强气道管理，保持呼吸道通畅。若出现低氧血症，做好气管插管和机械通气准备。

（5）骨关节与肌毒性：①临床表现：表现为关节疼痛、肿胀、红斑、晨起活动不灵/晨僵。②护理措施：治疗前应识别风险因素，治疗后行动态评估，密切关注病人的日常生活与活动安全。维持适当运动，每周进行低到中强度运动锻炼（每周5次、每次30min），选择慢跑、快走、瑜伽等。做好症状管理，疼痛时给予镇痛药物；合理安排休息与运动，识别跌倒和坠床风险，做好安全教育和护理。

（6）肝脏毒性：①临床表现：一般无特征性临床表现，常见转氨酶升高，伴或不伴胆红素升高。有时伴发热、疲乏、食欲下降等症状，胆红素升高可出现皮肤巩膜黄染、茶色尿等。②护理措施：G1级：每周监测1次肝功能，如肝功能稳定，适当减少监测频率。G2级：暂停ICIs治疗，每3天监测1次肝功能，并给于0.5~1mg/kg泼尼松口服，如肝功能好转，缓慢减量，总疗程至少4周。泼尼松减量至小于等于10mg/d，且肝脏毒性小于等于G1级，可重新ICIs治疗。G3级：建议停用ICIs治疗，每1~2天监测1次肝功能，请肝病科会诊，行肝脏CT或超声检查。若泼尼松减量至小于等于10mg/d，且肝脏毒性小于等于G1级，可重新ICIs治疗。G4级：建议永久停用ICIs，静脉使用甲基泼尼松龙，待肝毒性降至G2级后，可等效改换口服泼尼松并缓慢减量，总疗程至少4周，做好用药及心理护理。

（7）罕见毒性反应及护理：①神经毒性：密切关注有无头痛、乏力、精神状态异常等改变，如重症肌无力常以乏力、眼睑下垂、呼吸无力为早期症状；做好症状护理，关注病人自理能力和安全。②血液毒性：早期可无症状，但由于肿瘤及其并发症、其他控瘤治疗均可导致血液系统变化。做好出血、感染、贫血的观察与护理，必要时行血液及血液制品的输注。③肾毒性：通常无症状，应密切关注泌尿系统的症状和体征，观察有无少尿、血尿、外周性水肿和厌食症，排除因感染、尿路梗阻或血容量不足等引起的肾功能不全；动态关注血清电解质、血尿素氮、血肌酐和尿蛋白水平，若有异常增加监测频率。④心脏毒性：常为冠状动脉疾病、心力衰竭、心肌炎、房颤和心包疾病等临床表现，其中心肌炎死亡率高达39.7%~50%，位居irAEs第一位。心肌炎初始症状多为非特异性，表现为乏力、心悸和气短等。重症心肌炎常伴其他irAEs如呼吸功能障碍、肝功能异常等。典型心肌炎包括心悸、胸痛、急性或慢性心力衰竭，以及心包炎、心包积液等。指导病人忌烟，忌高脂、高盐、高钠饮食；有早期预警征象时，应及时就诊。⑤眼毒性：治疗中警惕出现视力模糊、飞蚊症、闪光感、色觉改变、眼睛发红、畏光或光敏感、视物扭曲、视野改变、暗点或盲点、眼球柔软、眼球运动时疼痛、眼睑肿胀、眼球突出或复视；出现症状时，及早就诊。

二、嵌合抗原受体-T（CAR-T）细胞治疗

（一）概述

CAR-T细胞治疗作为一项新型治疗技术，是通过基因修饰技术将带有特异性抗原识别结构域及T细胞激活信号的遗传物质转入T细胞，使T细胞直接与瘤细胞表面的特异性抗原结合而被激活、增殖，从而发挥靶向杀伤瘤细胞的作用，目前已成为复发难治血液肿瘤的有效治疗手段。

（二）CAR-T细胞采集护理

（1）采集前的护理：①患者评估：包括生命体征、ECOG体力状态评分、血常规、电解质、肝肾功能、凝血功能等检查。②环境准备：包括保持采集间光线明亮、宽敞、整洁，温湿度适宜，紫外线或空气消毒机进行空气消毒。③患者准备：采集前测量身高体重，排空大小便，备好便器。④饮食护理：包括采集前一日晚餐及当日晨起清淡饮食，勿进食油腻食物；饮水不宜过多、进食不宜过饱，避免空腹。⑤心理护理：采集前向患者及家属讲解采集的目的和流程以及需要配合的内容。

（2）采集中的护理：①正确安装分离管路并设置参数：严格按照血细胞分离机操作流程安装分离管路，选择正确的细胞采集程序，根据不同厂家CAR-T细胞采集要求设置分离参数。②采集通路的建立：尽量选择前臂粗大、平直且弹性好、易于固定的血管，应用18G以上的静脉留置针。若血管条件欠佳可置入中心静脉导管，避免使用PICC导管或输液港。采集过程中告知患者勿随意移动置管肢体，如需移动，要在护士协助下平移。③采集不良反应的预防及处理：采集过程中给予心电监测，备好供氧装置。每小时测量生命体征，随时观察患者有无不良反应，发生不良反应随时处理，见表1。

表1　采集不良反应的预防及处理

不良反应	临床表现	预防及处理
①低钙血症	额头、口唇周围及手脚发麻	持续缓慢静脉滴注葡萄糖酸钙注射液
②穿刺处并发症	疼痛、肿胀、瘀血、青紫、静脉炎	准确穿刺，动作轻柔，密切观察穿刺处变化
③低血容量综合征	面色苍白、心率加快、血压下降、头晕恶心、血流缓慢	饮用糖水或吃点心，严重者对症扩容处理
④过敏反应	皮肤潮红、瘙痒、皮疹、呼吸困难、严重者可见休克	遵医嘱使用地塞米松、苯海拉明或异丙嗪等药物

（3）采集后的护理：采集结束后，分离患者与机器的连接，及时拔除静脉导管，无菌棉球压迫止血，抬高手臂，前臂按压3~5min，中心静脉导管处按压10min，30min后再次观察穿刺处有无渗血，避免局部形成皮下血肿或淤青等情况，穿刺处保持清洁，以免发生感染。

（三）CAR-T细胞制备期间的护理

细胞采集完毕后，全程冷链运输至工厂制备。细胞制备期间，患者回输前进行淋巴细胞清除化疗，最常用的方案是FC方案（氟达拉滨+环磷酰胺），此方案最严重的不良反应是骨髓抑制和免疫功能抑制。根据患者病情需要进行桥接治疗，一般选用患者能耐受且不良反应较轻的方案。若CAR-T细胞输注延迟，患者需要居家，可通过远程照护居家管理平台完成对患者的居家护理指导，对其心理、自护能力和遵医行为等方面给予支持帮助，改善患者焦虑、抑郁等消极情绪，提高护理满意度。

（四）CAR-T细胞回输的护理

（1）患者准备：患者入住百级层流病房或层流病床内，嘱患者排空大小便，建立静脉通路（推荐使用中心静脉通路），安抚患者紧张情绪。

（2）CAR-T细胞回输：严格遵照CAR-T细胞的产

品说明书，取出、复苏细胞。在输注前30~60min给予对乙酰氨基酚衍生物及异丙嗪等药物，以降低不良反应。同时给予心电监护，输注过程中严格执行无菌操作，应用0.9%氯化钠注射液输血器建立静脉通路，根据不同产品输注要求调节输入速度。输注完毕再次给予0.9%氯化钠注射液冲洗管路。输注期间严密观察患者意识状态及生命体征，出现不良反应及时给予处理。

（五）治疗相关不良反应的观察与护理

随着CAR-T细胞在临床应用不断增加，其在体内快速增殖引发的相关毒副反应常见为细胞因子释放综合征（cytokine release syndrome，CRS）、免疫效应细胞相关神经毒性综合征（immune effector cell-associated neurotoxicity syndrome，ICANS）、感染等。

（1）治疗前评估：①肿瘤负荷是影响患者预后及不良反应发生率的重要因素。对瘤细胞生长过快的患者可行桥接治疗，从而减轻CAR-T细胞治疗的不良反应。②体力状态评分（ECOG）是了解患者一般健康状况和对治疗耐受能力的指标，ECOG评分大于2分的患者不推荐CAR-T细胞治疗。③有效控制感染：在细胞输注前若存在感染，可能会加重CRS反应，建议推迟CAR-T细胞回输时间。④治疗前完善头颅影像学及脑脊液检查。

（2）治疗过程中的监测及护理：在CAR-T细胞输注前1天及输注后2周内，每班护士对患者动态、全面地做好监测并认真记录，见表2。

表2　CAR-T细胞治疗患者的监测

评估项目	评估内容
生命体征观察	①输注期间给予持续心电监护，监测至全部CAR-T细胞输注完毕24h无异常为止 ②观察体温变化，1次/6h，必要时1次/2h ③监测血压1次/4h，必要时1次/2h，警惕低血压的发生 ④保持呼吸道通畅，血氧饱和度维持在95%以上
症状观察	有无呼吸困难、疼痛、胃肠道反应、视物模糊、抽搐等
神经功能	意识、瞳孔、语言交流、思维反应情况等
血液学指标	血常规、生化全项、凝血功能、血清铁蛋白、C反应蛋白、CAR-T细胞活性检测等
体格检查	一般状况，全身皮肤、浅表淋巴结、肝脾和腹部肿块触诊等
心理状态	患者及家属的情绪变化、配合程度等

（3）CRS的护理：CRS是由于CAR-T细胞输入体内导致免疫系统被激活，释放大量炎性细胞因子，从而引起发热、低血压、低氧血症、心动过速、肝肾功能损害等一系列临床症状。CRS的分级及处理措施见表3。

表3 CRS的分级及处理措施

分级	评估指标	处理措施
1级	发热(体温大于38°C),且排除其他发热原因	①密切监测患者体温变化 ②积极配合医生给予物理降温或非甾体药物退热治疗,谨慎使用激素类药物 ③控制体温在39℃以下,避免持续高热对脑组织及其他组织的损伤;持续高热(体温大于40℃)者给予大动脉冰敷或冰毯降温 ④如果持续发热(大于3天)或者难治性发热(非甾体抗炎药使用后体温仍大于39℃),考虑使用托珠单抗 ⑤护理人员及时完成相关检验项目的采集及监测,加强支持治疗以维持水电解质平衡 ⑥做好患者及家属的心理护理,以良好的心态配合治疗,增强战胜疾病的信心
2级	发热伴低血压和(或)低血氧	低血压:①补充液体(0.9%氯化钠注射液10~20ml/kg加强补液治疗),经补液治疗效果不佳,可考虑应用托珠单抗和(或)糖皮质激素 ②患者尽量卧床休息,加强陪护,预防跌倒 低氧血症:低流量鼻导管吸氧,协助患者半卧位,保持呼吸道通畅 若以上两个症状24小时内无改善,按照3级处理
3级	发热伴低血压和(或)低血氧	低血压:①需要一种血管活性药维持血压并进行心脏超声评估 ②选择合适的静脉通路输注血管活性药物,以防出现组织损伤和药物外渗,推荐使用中心静脉通路 低氧血症:①应用托珠单抗联合糖皮质激素治疗 ②高流量鼻导管,面罩,或文丘里面罩吸氧 ③上述治疗效果不佳,可考虑行血浆置换

续表

分级	评估指标	处理措施
4级	发热伴低血压和(或)低血氧	低血压:①需多种升压药,继续补液,托珠单抗,激素,加强血流动力学监测,可应用大剂量甲泼尼龙冲击治疗 ②转入ICU 低氧血症:持续气道正压通气、气管插管和机械通气

(4) ICANS的护理：ICANS的症状和体征为进行性发展，包括注意力减弱、失语、意识水平变化、认知功能受损、运动减弱、癫痫和脑水肿等，大多数症状呈可逆性，急性脑水肿是其最严重的并发症。ICANS的分级及处理措施见表4。

表4　ICANS的分级及处理措施

分级	症状及体征	处理措施
1级	ICE 7~9分;患者可自主苏醒	①患者应注意休息,吸氧补液,床头抬高20°~30°,减少误吸风险 ②评估患者的吞咽功能,备好压舌板,对吞咽能力受损的患者暂停经口进食饮水,避免使用可能抑制中枢神经系统的药物,可给予左乙拉西坦预防癫痫发作 ③如果合并CRS,给予托珠单抗治疗 ④密切监测磁共振、CT等影像学检查

续表

分级	症状及体征	处理措施
2级	ICE 3~6分；患者可通过声音唤醒	①在1级ICANS处理上可使用糖皮质激素 ②出现癫痫发作时做好抽搐时的急救护理与发作间歇期的安全指导，保持病房整洁、安静，光线柔和，四肢及身体保护性约束
3级	ICE 0~2分；患者可通过疼痛刺激唤醒；1~2级视神经乳头水肿；可控制的癫痫发作；影像学表现为局灶性脑水肿	①继续1级ICANS处理 ②建议患者转入ICU ③出现脑水肿可给予大剂量糖皮质激素冲击治疗 ④镇静、抗癫痫、降颅压治疗
4级	ICE 0分；患者不能唤醒或需要反复的疼痛刺激唤醒；3~5级视神经乳头水肿；危及生命的持续性癫痫发作；影像学上弥漫性脑水肿	①1级ICANS处理 ②转入ICU，行机械通气 ③大剂量糖皮质激素冲击治疗 ④镇静、抗癫痫、降颅压治疗

注：ICE是免疫效应细胞相关脑病评分，包括患者定向力、命名、指令执行、书写、计数能力5方面。

（5）感染的护理："减负"或"清淋"过程引发的粒细胞缺乏、B淋巴细胞缺如和CRS因素都可能导致感染的发生。接受CAR-T细胞治疗的患者应做到全方位保护，有条件者安置在百级层流病房或层流床内，严格执行探视管理制度、实施各项消毒措施。遵医嘱合理使用抗生素，多部位采样进行病原体培养。选用新鲜、储藏期短的食材，保持餐具和食物的清洁，做好饮食卫生管理。

（6）长期随访：护理人员可借助远程照护居家管理平台随访CAR-T细胞治疗的患者。教会患者居家期间的自我护理，出现发热、呼吸困难、腹痛、腹泻、尿频、尿急、尿痛等症状及时就诊。建议患者在接受CAR-T细胞治疗后至少6个月再进行预防接种。CAR-T细胞输注后可能在体内长期存在，遵照医嘱按时行CAR-T细胞活性检测。

第五章

介入治疗护理

一、概述

肿瘤微创介入是影像诊断学和临床诊疗学的整合，是在医学影像技术的引导下，利用导管、导丝、探针等器材和设备，通过血管等生理腔道或经皮穿刺途径，将物理能量、化学物质精准聚集到肿瘤部位，来诊断和灭活肿瘤，或置入支架、引流管等器材来解决肿瘤相关并发症的一种治疗方法。肿瘤微创介入技术主要分为血管性（药物灌注、栓塞技术、成形支架、滤器技术等）和非血管性（穿刺活检、引流技术、异物取除、腔道支架等）介入技术，具有微创、高效、安全、可重复性强、多种技术联合应用、简便易行等优势。我国于1996年11月正式将介入治疗列为与内科、外科治疗学并驾齐驱的第三大治疗学科，称为介入医学（interventional medicine）。

肿瘤介入护理是介入医学的重要内容，主要包括治疗前的准备、术中配合与术后护理，对提高微创介入治疗疗效、改善患者生活质量发挥着不可替代作用。

二、肝动脉灌注化疗的护理

（一）概念

肝动脉灌注化疗（hepatic artery infusion chemotherapy，HAIC）广义上是指肝动脉持续灌注化疗，化疗药物通过导管在肝动脉中进行长期局部灌注治疗，是相对于一次冲击性灌注化疗而言的，导管留置时间较长，灌注时间常为6~48h，甚至数天，适合于中晚期肝脏肿瘤的姑息性治疗。采用方式有经股或桡动脉留置导管，或采用全植入式导管药盒系统。

（二）作用机制

HAIC是通过介入导管直接在肝动脉分支内灌注化疗药物，使肿瘤持续接触高浓度化疗药物，最大程度杀伤瘤细胞；药物也会随着血液循环至全身，起到一定程度的系统化疗作用。由于肝脏的首过效应，多数化疗药物代谢分布至全身的剂量较少，全身毒副反应减少。

（三）整体评估

（1）评估患者生命体征，包括血压、心率、血氧饱和度等。

（2）了解病史，做好基础疾病的评估，观察病情变化，评估各脏器功能。

（3）确保完善血常规、凝血四项、肝肾功能及CT、MRI等影像检查，了解其肝门静脉血管状况。

（4）评估为营养不良或营养不良高风险的患者，建议术前1~2周进行营养治疗，必要时延后手术。

（5）根据手术穿刺入路，评估动脉搏动情况，以便术前术后进行对比观察。

（四）整合护理

1.术前护理

（1）详细说明介入治疗的益处、原则和优先事项。采用倾听、鼓励等心理支持技术，鼓励患者术前进行情绪宣泄、表达。

（2）指导患者进行床上翻身、排尿及短时屏气训练，根据手术穿刺入路，做好术区皮肤准备。

（3）合理搭配日常饮食。避免油炸、粗糙、坚硬等刺激性食物，肝功能不全者术后为预防肝性脑病的发生应进食低蛋白饮食。术前禁食4h，禁饮2h。

（4）提供适当的水化支持。遵医嘱适度口服或静脉水化，根据患者基础情况和病情变化调整补液量，每日补液量按照心肾功能和造影剂用量调整。

（5）建立静脉通路，遵医嘱予术前用药，必要时进行碘过敏试验。

2.术中护理

（1）核对身份，安置体位，做好铅防护屏障安置。

（2）做好心理疏导，减少患者的紧张情绪，保证手术过程顺利进行。

（3）术中生命体征监测，密切关注神志及病情变化。

（4）做好术中不良反应的观察，如造影剂过敏、动脉痉挛、迷走神经反射、消化道反应等，配合医生积极做好应急处理。

（5）妥善固定导管鞘和导管，并做好动脉管路标识。

3.术后护理

（1）生命体征监测：术后监测生命体征，可给予吸氧。

（2）穿刺部位观察：观察穿刺部位有无渗血、血肿，观察皮肤颜色、温度及动脉搏动。

（3）体位管理及活动指导：股动脉入路患者术肢保持平伸，不可屈曲，指导踝泵运动和有效翻身；桡动脉入路患者手腕处制动，避免旋转、弯曲、持重物，手指可适当活动，避免出现酸胀、麻木感，指导手指操活动。

（4）动脉管路管理：妥善固定，保持管道通畅，动态评估药物灌注情况。

（5）拔除动脉鞘后处理：桡动脉入路患者拔除动脉鞘后需压迫3~4h，嘱其3d内避免穿刺侧再行穿刺、置管、测血压等增加肢体压力的操作，1周内勿揉搓穿刺点，并保持清洁干燥，4周内避免提重物。股动脉入路患者需卧床制动3~4h，术后12h后早期离床活动。

（6）饮食护理：术后2h进食清淡、易消化的流质饮食，增加食物的色、香、味，宜少食多餐；若患者进食困难，可予以静脉补液作营养支持，同时对患者进行个体化饮食指导。

（7）心理护理：术后及时告知可能出现的不良反应及应对措施，降低患者恐惧心理，同时为其提供针对性心理疏导，减轻其焦虑心理。

（8）不良反应观察及护理：①发热：若患者体温低于38.5℃，进行物理降温，达到38.5℃以上，应嘱患者卧床休息，并遵医嘱给药。②疼痛：进行心理疏导，疼痛较重者采用解痉、止痛等方式对症处理。无法耐受者可暂停灌注，并遵医嘱给予止痛药，密切监测止痛效果，疼痛缓解后再给药。③胃肠道反应：尽早采取放松训练、饮食调节、舒适体位及积极配合抑酸止吐治疗等方法缓解症状。呕吐症状严重者，遵医嘱给予5-HT3受体拮抗剂类药物静脉注射或口服，或胃复安肌肉注射。④导管脱落移位：置管操作时无菌操作，导管外露部分仔细固定，X线显影检查确定位置无误后再返回病房。导管留置期间定时评估和观察，严格做好交接管理。⑤导管堵塞：导管放置完成后，应立即注入肝素冲管，防止堵管。输注过程中若怀疑导管堵塞，报告医生并再次用肝素液冲管，确有堵管且不能复通时应重新置管。⑥插管导致的血管闭塞、狭窄、夹层、假性动脉瘤、皮下血肿或瘀血，应注意操作动作轻柔、规范。下肢长时间制动可能出现静脉血栓等问题，应注意观察。⑦肝肾毒性：HAIC治疗第1~2d需进行水化治疗，确保水化液体量3L/24h。术后24h尿量应大于2L，为患者制定饮水计划表，督促并协助患者饮水，促进化疗药物的排泄，并准确记录尿量，保持液体出入量平衡。

三、经动脉化疗栓塞治疗的护理

（一）概念

经动脉化疗栓塞治疗（transcatheter arterial chemo-embolization，TACE）是指将带有化疗药物的碘化油乳剂或载药微球、补充栓塞剂（明胶海绵颗粒、空白微球、聚乙烯醇颗粒）等经肿瘤供血动脉支进行栓塞治疗。栓塞时应尽可能栓塞肿瘤的所有供养血管，以尽量使肿瘤去血管化。根据栓塞剂不同，可分为常规TACE和药物洗脱微球TACE又称载药微球TACE 。

（二）作用机制

通过导管将化疗药物注射到肿瘤供血动脉，诱导肿瘤缺血性坏死。在此过程中，与化疗药物所混合的碘油可长期滞留于肿瘤组织，能够在对肿瘤供血动脉进行栓塞的同时，提高局部药物浓度，实现对高浓度药物的缓慢释放，防止化疗药物的快速洗脱，确保药物浓度长期维持在稳定状态，避免正常组织受大剂量化疗药物冲击影响，使局部输注能够达到全身给药无法达到的治疗浓度，将全身毒性最小化。

（三）整体评估

（1）术前测量生命体征，包括血压、心率、血氧饱和度等，以便术中术后动态评估。

（2）评估患者基础疾病、专科疾病情况，了解患者及照顾者对于疾病的认知、心理情绪、应对能力及家庭经济情况等。

（3）完善血常规、凝血功能、肝肾功能、电解质、CT或MRI等检验、影像检查，评估患者各脏器功能。

（4）对于术前评估为营养不良或营养不良高风险的患者，建议术前1~2周进行营养治疗，必要时延后手术。

（5）根据手术穿刺入路，观察术侧肢体皮肤颜色、温度、感觉、动脉搏动、运动功能，评估微循环血供情况。

（四）整合护理

1.术前护理

（1）心理护理：术前介绍TACE治疗目的、过程与优点，树立信心，取得家属的信任与合作，做好患者的心理支持。

（2）指导患者进行床上翻身、排尿及短时屏气训练，根据手术穿刺入路，做好术区皮肤准备。在评估动脉位置作标记，有助于正确触摸动脉搏动情况。

（3）饮食护理：术前禁食4h，禁饮2h，可于术前6h指导患者进食能量餐（低脂少渣营养粉冲服200ml），术前2h进食碳水化合物饮料250ml，询问并记录患者进食后的反应。

（4）建立静脉通路，遵医嘱予术前用药和水化支持。

（5）必要时做好抗生素、碘过敏试验。

2.术中护理

（1）核对身份并安置体位，做好铅防护屏障安置。

（2）重视患者主诉，做好心理疏导，缓解紧张情绪。

（3）做好生命体征监测，密切关注患者神志及病情变化。

（4）做好不良反应的观察，如造影剂过敏、动脉痉挛、迷走神经反射、消化道反应、疼痛等，遵医嘱用药。

3.术后护理

（1）遵医嘱24h内严密观察生命体征的变化。可给予吸氧。

（2）穿刺点护理：观察穿刺点有无出血、血肿等，保持穿刺点清洁干燥。采用止血敷料行股动脉加压包扎者6h后拆除止血敷料，行桡动脉包扎者3h拆除；采用绷带压迫股动脉止血时12h拆除绷带，压迫桡动脉止血时3~4h拆除绷带。

（3）术侧肢体观察：观察动脉搏动、皮肤颜色、温度、感觉、运动功能。如发现术侧肢体发冷、苍白或发绀、麻木、动脉无脉搏或脉搏弱等异常情况，应查看止血器是否过紧，检查肢体肌力有无异常。

（4）术侧肢体制动管理：股动脉穿刺绷带加压包扎者，穿刺侧肢体伸直制动3~4h；若采用缝合器或止血压迫装置成功止血，制动时间可缩短至2h。卧床期间术侧肢体可进行踝泵运动、肌泵运动、家属辅助按摩等预防血栓形成。评估无相关穿刺处出血风险者可于术后2h后轴线翻身，术后12h后早期离床活动。如果腹压增高，如咳嗽大小便时，嘱患者用手按压穿刺处。

（5）饮食护理：术后2h进食清淡、易消化的流质饮食，增加食物的色、香、味，宜少食多餐；2d后可酌情进食优质蛋白、高维生素、高碳水化合物、低脂饮食。避免进食坚硬生冷、油炸或辛辣刺激的食物，避免摄入植物纤维含量较高的食物，限制动物油的摄入，多吃新鲜绿叶蔬菜。

（6）水化治疗护理：遵医嘱根据患者具体情况选择合适的水化方式、水化液和水化时机，可静脉、口服联合补液。

（7）心理护理：术后及时了解患者感受，可根据其所关注问题给予解答。向患者说明常见的并发症及应对方法，提高患者自护意识。

（8）不良反应护理：①栓塞综合征的护理：发热：体温低于38.5℃，物理降温；体温大于等于38.5℃，物理降温联合药物降温，并注意补液。恶心呕吐：观察呕吐物的量、性质、颜色，将头偏向一侧，遵医嘱使用止吐药，进行口腔清洁护理。推荐服用生姜、穴位按压、穴位注射或耳穴疗法缓解症状。呃逆：可采用冰棉签法、重复吸入CO_2法、干扰正常呼吸法、口服食醋法缓解症状。疼痛：根据患者疼痛情况按世界卫生组织建议的疼痛三步阶梯方案进行治疗。②便秘：有便意时及时排便，定时排便，尽可能在饭后30min左右。排便时用脚蹬使膝盖靠近腹部、身体前倾。必要时遵医嘱予乳果糖口服液防治便秘。③尿潴留：局部按压膀胱并热敷，或予以听流水声，术后8h若排尿困难，应协助指导患者床边站立排尿。患者诱导排尿均无效后，遵医嘱行导尿。

（9）常见并发症的护理：①穿刺部位渗血、血肿：若渗血则给予重新加压包扎；较小的血肿均能够自行吸收，如血肿直径大于3~5cm或穿刺局部张力增高者应给予重新加压包扎并适当延长绝对卧床时间。②穿刺点感染及皮肤破损：指导患者正确改变体位，穿刺点压迫解除后，使用0.5%碘伏消毒穿刺点，指导患者勿用手随意触碰伤口，保持伤口清洁干燥。③上消化道出血：术后观察患者有无呕血、黑便症状。若发生上消化道出血，及时开放口咽通道，负压吸引，预防窒息。④异位栓塞：观察患者术后意识，是否有咳嗽、肢体肌力改变等，应遵医嘱用药，给予患者运动指导和心理护理。

四、肿瘤消融治疗护理

（一）概念

肿瘤消融治疗是指在影像学引导下，通过化学或物理方法使瘤细胞坏死达到原位灭活，其原则是最大程度地灭活瘤细胞，最大限度地保护正常组织结构。

（二）作用机制

（1）射频/微波消融治疗术是将不同数量热消融针直接穿刺到癌变组织和转移病灶组织中，在一定功率和时间内，使肿瘤组织细胞发生凝固坏死的治疗方法。灭活的肿瘤组织可生产热休克蛋白，刺激机体的免疫系统，提高机体的免疫功能，达到抑制瘤细胞扩散的免疫功能。射频和微波消融都是通过高热（50~90℃）使肿瘤组织发生凝固性坏死，以达到治疗肿瘤的目的。

（2）冷冻消融治疗术是通过物理性（高压氦气可降至-140℃）杀伤灭活瘤细胞，在低温和亚低温环境下，使肿瘤微环境改变，致瘤细胞坏死和凋亡并激活抗肿瘤免疫反应。

（3）多模态消融治疗术是通过冷热交替（最低冷冻温度可达-196℃，冷冻结束后加热消融针至80℃），通过直接损伤细胞、破坏肿瘤微血管、诱导机体免疫反应及细胞凋亡等多种机制破坏杀伤瘤细胞。

（三）整体评估

（1）评估血常规、凝血功能、肝肾功能、血糖等指标及心电图、肺功能等各项检查。

（2）麻醉方式评估：依据病情、焦虑程度、止痛药依赖程度、认知障碍程度、对手术的耐受性选择麻醉方式。

（3）专科评估：①评估穿刺部位皮肤有无破损及感染。②评估病灶内及其周围有无金属物置入，如胰、胆管金属支架等。③甲状腺结节评估患者声音的音调、音量、音质等。④肺部肿瘤患者评估呼吸系统情况。

（四）整合护理

1.术前护理

（1）心理护理：告知患者操作基本过程、预期结果和潜在风险；可进行同伴教育。

（2）饮食护理：全麻患者常规禁食6h，禁水2h；胰腺肿瘤患者术前禁食12h，禁饮4h；加强术前营养。

（3）用药护理：留置静脉通路，遵医嘱给予术前用药；术前7~10d停止使用抗血小板药物，术前5d停止使用华法林。

（4）术前训练：肺部肿瘤、胰腺肿瘤、肝肿瘤指导进行呼吸训练、床上排尿训练、使用便器；必要时留置胃管及导尿管。

2.术中护理

（1）身份核查：对手术患者身份、消融方法、手术部位、麻醉方式等进行核对。

（2）体位安置：根据病灶位置及患者情况规划穿刺路径选择合适的体位，可采用真空垫协助固定；甲状腺疾病患者推荐使用眼罩，避免眼部损伤。

（3）术中监测：监测生命体征、血氧饱和度及心电图变化；观察有无并发症，如烫伤、冻伤、出血等。

（4）管路护理：妥善固定引流、输液管路；热消融需防止大量出汗导致电解质失衡，必要时给予静脉补液。

（5）术中保温：监测患者四肢皮肤和血液循环情

况；体温过低时，给予恒温毯或热水袋；大量出汗或消融电极贴温度过高时，可使用冰盐水湿敷。

3.术后护理

（1）术后监测：给予心电监护6h以上，持续低流量吸氧，密切监测生命体征。

（2）卧位护理：术后清醒即可半卧位或适量在床上活动，无须去枕平卧6h；术后1d即可开始下床活动；肝肿瘤消融术后绝对卧床24h，6h后可改为半卧位，嘱患者勿过早下床活动。

（3）穿刺点护理：穿刺处伤口敷料保持清洁、干燥，如渗血、渗液及时更换；肝肿瘤穿刺点腹带保护，24h后可解除。

（4）术后保温：冷冻消融后，适当提高室温，以缓解患者体温过低。热消融后，出汗较多者及时更换衣服，并注意及时补充液体。

（5）饮食护理：根据疾病种类及麻醉方式选择饮食；胰腺肿瘤全麻经腹穿刺时术后需禁食24h；甲状腺疾病患者少食含碘高的食物或药物，根据病情指导患者是否需要碘盐。

（6）康复训练：制定患者锻炼计划，教会患者和家属在床上进行肢体主动、被动的运动方法；指导肺部疾病患者进行呼吸训练。

（7）不良反应及并发症护理：①皮肤护理：观察皮肤有无烫伤、冻伤等情况。②恶心、呕吐：多为麻醉后反应，头偏向一侧，防止窒息；术后合理饮食，初次进食以少量温开水为宜，无不适反应后再进食流质饮食；必要时遵医嘱用药。③疼痛：根据患者疼痛的性质、部位、持续时间、程度，制定疼痛管理方案，选择相应护理措施，酌情使用止痛药。④出血：术后卧床休息，避免剧烈活动，发现异常及时处理，遵医嘱应用止血药。⑤气胸：观察患者有无咳嗽、胸闷、呼吸急促、皮下气肿等症状，嘱患者避免用力咳嗽，咳嗽时按压穿刺点，必要时给予镇咳药。⑥消融后综合征：主要表现为发热、全身不适，多为一过性、自限性，可对症给予退热、补液等相应治疗。⑦其他并发症：水肿、静脉血栓、喉返或喉上神经损伤、消融病灶液化坏死、胰腺炎等对症处理。

五、放射性粒子植入治疗的护理

（一）概念

放射性粒子植入属于组织间植入近距离治疗范畴，

是放疗的方法之一，主要通过影像引导技术将密封的放射源直接植入肿瘤病灶内，通过放射性核素持续释放射线对瘤细胞进行杀伤的一种治疗手段，适用肺部肿瘤、胰腺肿瘤、前列腺肿瘤、软组织肿瘤和各种复发转移肿瘤的治疗，常用放射性核素为 ^{125}I。

（二）作用机制

放射性 ^{125}I 粒子能以 27~35keV 能量发射出 γ 射线，半衰期为 60.2d，γ 射线有效辐射半径 10~15mm 内瘤细胞的 DNA，干扰瘤细胞 DNA 合成，诱导细胞凋亡，从而起到治疗肿瘤的目的。

（三）整合评估

（1）评估患者一般情况、身体状况、心理状态、饮食习惯、皮肤情况、药物过敏史及粒子植入相关知识的需求等。

（2）确保各项实验室检查、影像学检查及病理检查完善。

（四）整合护理

1.术前护理

（1）对手术治疗过程及相关注意事项进行指导，如穿刺体位、呼吸训练、床上大小便等，提升其对治疗的认知，缓解恐惧、焦虑等不良情绪。

（2）麻醉前6h禁食，2h禁饮；胰腺肿瘤患者术前12h禁食禁饮，遵医嘱行胃肠减压；胰腺肿瘤、复发直肠肿瘤、复发子宫颈肿瘤需做肠道准备。

（3）对患者肿瘤部位予以标记，手术区必要时备皮。

（4）建立静脉通道，遵医嘱予术前用药，必要时留置导尿。

（5）肺部肿瘤患者术后会引起剧烈咳嗽，术前遵医嘱给予雾化吸入并口服镇咳剂。

2.术中护理

（1）根据手术部位，协助患者摆放手术体位，3D打印模板辅助粒子植入治疗时注意体位固定；肺部肿瘤患者指导其不要咳嗽和说话，如有不适宜举手示意；对于紧张、焦虑患者可通过有效方式分散其注意力，缓解不良情绪。

（2）密切监测生命体征，观察疼痛、出血等不良反应，肺部肿瘤患者关注咳嗽、咯血情况。

（3）配合医生手术，粒子植入完毕后清点并记录植入粒子数量。

（4）当发生放射性粒子外泄事故时，使用长柄器械将外泄的粒子收集到储源瓶或铅容器，禁止直接用手操作，并联系相关单位回收。

3.术后护理

（1）协助患者取舒适体位，肺部肿瘤患者避免过多讲话和剧烈咳嗽，予持续低流量氧气吸入，术后咳嗽可遵医嘱给予镇咳药。

（2）密切监测生命体征，观察穿刺处皮肤情况及并发症，如出血、粒子移位、血气胸以及胰瘘等，备好急救物品及药品。

（3）全麻术后清醒即可半卧位或在床上适量活动，无须去枕平卧6h，鼓励患者术后早日下床活动；胰腺肿瘤患者术后卧床24h。

（4）病房外需有明显的电离辐射警示标志，术后尽量安排单间，若集中在同一病房，病床间隔1m以上。

（5）根据麻醉方式、植入部位、病情决定禁食时间，恢复饮食后指导患者进食含优质蛋白、高维生素、低脂、易消化的清淡饮食，多食新鲜蔬菜和水果。

（6）对于非开放手术的胰腺肿瘤患者，穿刺路径避开胃肠道，72h内继续行胃肠减压、禁食水；72h后若胃肠功能恢复，饮食可从流质饮食逐渐过渡到正常饮食。若穿刺路径经过胃肠道，术后禁食水时间可适当延长至5~7d。

（7）嘱患者在临时控制区内活动，并在植入部位穿戴隔离防护用具，加强辐射防护的健康教育，提升患者辐射防护依从性。

（8）前列腺肿瘤患者术后注意尿道口消毒，定时更换尿袋，指导提肛训练。

（9）并发症护理：①出血：如出现疼痛加剧、心慌、头晕、黑便、呕血等症状时，注意血压、脉搏变化，出血量小（小于50ml）可自愈，出血量较大（大于500ml），予止血并加快补液等应对措施。②粒子脱落或移位：指导患者术后避免剧烈活动，如果发生粒子脱落，禁忌用手抓取粒子，及时通知医护人员妥善处理。③肺栓塞：是术后最严重并发症之一，术后严密观察患者心率、呼吸、血氧饱和度，若出现胸痛、发绀、呼吸困难、氧饱和度持续下降等，及时报告医生，配合抢救。④气胸：无症状的轻微气胸不予处理，如果肺组织压缩超过30%，患者出现窒息或呼吸困难，建议行胸腔闭式引流。⑤胰瘘：对于胰腺肿瘤患者，观察有无腹膜刺激征、进行性腹痛以及引流液大于50ml/d等症状，确诊后配合医生处理。⑥其他：如感染、空气栓塞、神经损伤等，遵医嘱对症处理。

（10）健康教育：①患者术后几周内经过安检通道时会触发警报，需携带医疗证明。②术后2个月内，家属与患者的接触距离保持1m以上，不要站在粒子植入侧；儿童和孕妇避免与患者接触；6个月内（除到医院复诊外）尽量避免到公众场所活动；根据情况指导患者或家属穿辐射防护用具。③前列腺肿瘤患者术后1~2周要经过滤装置排尿，前5次发生性关系时需使用避孕套。④根据国家卫健委2006年颁布的《临床核医学放射卫生防护标准》，近期接受放射性治疗的患者，死后应检测尸体放射性核素含量，未达到国际放射防护委员会（ICRP）规定上限值时可不做特殊防护，如超过上限值应向尸体处理部门报备。

六、支架植入术的护理

（一）概念

利用穿刺、导管、球囊导管扩张形成和金属内支架植入等技术，使狭窄、闭塞的腔道扩张、再通，解决传统手术盲区的一种技术。具有创伤小、疗效高、风险低、并发症少、住院时间短等优点，为腔道狭窄、闭塞开创了一条新路，包括食管支架植入术、气道支架植入术、胆道支架植入术等。

（二）作用机制

食管支架植入是通过口腔-咽-食管这一自然腔道，送入食管内支架输送器，在X线透视下定位病变的位置释放支架，保持食管通畅，改善患者因食管肿瘤或其他疾病造成的吞咽功能障碍。气管支架植入通过迅速解除气道狭窄，缓解呼吸困难，并最大限度的保留了气道排泄分泌物的功能，从而提高生存期的生活质量。胆道支架植入是将内支架放置在胆道阻塞部位，使肝内淤积的胆汁沿生理通道流入十二指肠，部分或完全恢复胆系的生理功能，解除胆汁缺乏引起的消化不良。

（三）整体评估

（1）密切监测生命体征，评估患者心理状态、合作程度等，全面了解患者病史。

（2）完善血常规、凝血功能、心肝肺功能、心电图等实验室检查、影像学检查，以及内镜检查。

（3）评估患者皮肤、黏膜、巩膜、大便等颜色，判断有无呛咳、窒息、呼吸困难、吞咽困难、寒战、高热、便血、腹痛等症状，关注术中可能出现的并发症。

（4）筛查患者营养风险，配合专业人员制订营养治疗计划。

（四）整合护理

1.术前护理

（1）缓解患者及家属焦虑、恐惧情绪，取得信任与配合。

（2）针对恶病质患者个体情况，补充适量营养素；术前禁食6h、禁水2h。

（3）气管或食管支架置入术取出活动性假牙，痰液黏稠不易咳出者遵医嘱予雾化吸入。

（4）建立静脉通道，遵医嘱给予镇静剂或镇痛药，必要时在术前30min遵医嘱肌内注射山莨菪碱或阿托品，以减少口腔或气管内分泌物。

2.术中护理

（1）核对患者身份，安排舒适体位。

（2）嘱患者深呼吸，心理放松。

（3）监测生命体征、血氧饱和度、意识状态等。

（4）关注患者主诉及不良反应，必要时配合医生处理。

3.术后护理

（1）密切监测患者生命体征，观察支架置入术后症状改善情况。

（2）嘱患者避免大幅度转身、弯腰、抬臂等剧烈运动。食管支架置入术后取坐位或半坐卧位，进食后坐立或站立1h；气管支架置入术后取患侧卧位，床头抬高大于30°。胆道支架置入术后严格卧床休息24h，进食后下床活动30min以上。

（3）嘱患者禁食禁饮4h，无特殊不适开始进食流质，食物温度10~37℃，1周~1个月内逐渐过渡到低纤维正常饮食，1个月后进普食。遵循少食多餐、细嚼慢咽原则，避免进食冷、硬、粗糙及黏性食物。胆道支架置入术后禁食禁饮24h，留取晨尿查尿淀粉酶，化验结果在正常范围内，由流质饮食逐渐过渡到半流饮食。

（4）询问并了解患者疼痛的部位、强度、性质、持续时间、频率、缓解和加重的因素以及有无其他合并症状，重度疼痛遵医嘱给予止痛药物。

（5）在排除并发症的前提下，向患者及家属给予安慰、疏导和鼓励，以减轻焦虑感和疼痛感。

（6）嘱患者支架置入术后定期复查。

4.并发症观察与护理

（1）支架相关性感染：密切监测体温，给予针对性抗感染治疗。

（2）出血：少量出血，通常是自限性的；迟发性大出血，需监测生命体征，尽快建立静脉通道，遵医嘱给予抑酸、止血等治疗。

（3）食管支架置入术后并发症：①针对食管支架置入术后引起的胸部胀痛，告知患者呈头高脚低位，一般1周内可消失，无需特殊处理。疼痛严重时可遵医嘱给予止痛剂。②如发生食管穿孔，立即禁食禁水，行全胃肠外静脉营养，同时予抗感染治疗。③嘱患者少食多餐、饭后2h不宜平卧、休息时取半卧位，防止发生胃食管反流，同时应用质子泵抑制剂、胃黏膜保护剂等改善症状。④避免进食大块粗糙、黏性强、纤维条索状食物，以免造成再梗阻。⑤对镍钛记忆合金支架置入患者，告知避免摄入生冷或过热食物，防止支架变形。⑥如有恶心，遵医嘱给予止吐治疗，避免因呕吐发生食管支架移位。

（4）气管支架置入术后并发症：①嘱患者避免剧烈咳嗽，必要时给予镇咳药物，防止支架折断或损坏。②做好气道湿化，清除呼吸道分泌物，防止出现窒息，并告知患者定期来医院复查支气管镜。

（5）胆道支架置入术后并发症：①观察患者有无恶心、呕吐、腹痛等症状，常规给予静脉泵注射用生长抑素12h以预防胰腺炎的发生。②观察患者大便颜色的改变，谨防胆道穿孔、出血的发生。③观察患者有无腹部疼痛、压痛、反跳痛、发热、电解质紊乱、低蛋白血症等症状，防止出现胆瘘。

第六章

腔镜手术护理

一、概述

腔镜技术是光电领域现代科技与现代外科学有机整合的新技术，是借助电子、光学、摄像等先进设备在密闭的体腔内完成检查、治疗的技术。1805年Philip Bozzini借助蜡烛光源，通过细铁管窥视尿道，开辟了内镜的起源。在此基础上，法国医生Desormeaux发明了泌尿生殖内窥镜并首次在临床上使用。1991年2月，中国大陆第一台腹腔镜胆囊切除术完成，中国外科迈入了微创时代。远程操纵的人工智能机器人电视腔镜手术（达·芬奇外科机器人手术系统）为腔镜技术的发展打开了新的篇章。

目前，腔镜技术已广泛应用于肿瘤患者的诊治，具有切口小、美观、痛感低、最大限度保留功能、恢复快、住院时间短、术后并发症少等优势，但也存在其特定的要求。腔镜技术的发展日新月异，越来越多的高难度手术逐渐通过腔镜完成，对患者围术期护理、术后并发症的预防处理及健康教育的需求增加，对肿瘤护理人员的服务内涵、专业能力提出了更高的要求。

二、技术原理

腔镜手术是将内镜通过人体自然通道或人工建立通

道进入体腔或潜在腔隙，在内镜直视下，通过数字摄影技术将病变及周围组织的高清影像实时传输到监视器屏幕上，通过图像对局部病灶分析判断，进行止血、切除、缝合、重建通道等手术，以达到明确诊断、治疗疾病或缓解症状的目的。根据腔镜诊疗部位分为胸腔镜、腹腔镜、宫腔镜、乳腺腔镜、神经内镜等。其中腹腔镜、乳腺腔镜多借助CO_2气腹或非气腹装置建立手术空间，使腔内充盈充分暴露术野。

达·芬奇外科机器人手术系统是一种“腔镜手术器械控制系统”，是由医师操控台、床旁机械臂手术系统、3D成像系统等3个子系统组成，具有减少手部颤动，增加手术视野角度的特点，操作更精确、更灵活、更稳定、手术指征更广，目前已推广应用于普通外科、胸外科、泌尿外科、妇产科、头颈外科及心脏手术。

三、适应证

（一）胸腔镜

适于肺部疾病、食管疾病、纵隔疾病、胸壁畸形、胸部外伤、胸部的其他疾病等。

（二）腹腔镜

适于腹部及盆腔疾病。腹部疾病，如胆石症、胆囊切除术、巨脾切除、开腹胆囊摘除术、胃癌、肝癌、结直肠癌等；泌尿及男性生殖系统肿瘤，如肾脏肿瘤、前列腺癌等；盆腔疾病，如异位妊娠、黄体破裂急性盆腔炎、盆腔囊肿、卵巢囊肿、卵巢良性肿瘤、妇科恶性肿瘤等。

（三）宫腔镜

适于子宫腔内疾病，如子宫肌瘤、子宫内膜病变、功能性子宫出血、子宫黏膜下肌瘤等。

（四）乳腺腔镜

适于乳腺肿瘤疾病，如乳腺纤维腺瘤、乳头状肿瘤、副乳腺、男性乳腺发育、乳腺恶性肿瘤等。

（五）神经内镜

适于神经系统疾病，如脑积水、颅内蛛网膜囊肿、脑内血肿和脑室出血、颅内寄生虫病、颅底肿瘤和炎性病变、脑脊液鼻漏、脑肿瘤和脑室肿瘤、脊柱脊髓疾病、微血管减压、肿瘤活检等。

四、整合护理

（一）术前护理

（1）术前整体评估：①评估患者一般健康状况、生命体征、皮肤完整性、饮食、排便、睡眠、饮酒吸烟史等基本信息。②既往有无基础疾病、外伤手术、过敏史等。③患者的症状体征，是否服用抗凝药、降压药、降糖药、激素类药物等。④疾病评估：了解血凝、电解质、肝肾功能等阳性检查结果，了解肿瘤部位、大小以及与周围血管、重要器官组织的关系等。⑤专科评估：依据亚专科疾病特点，给予针对性的专科护理评估。如腹腔镜肾部分切除重点关注肾功能储备，给予肾功能维护的整合护理。⑥营养状况评估：采用营养风险筛查NRS2002进行营养风险筛查，NRS2002评分大于等于3分者，进一步进行营养评定，根据评定结果制定营养计划。⑦血栓风险评估：采用Caprini评分进行血栓风险评估，是否存在出血高危因素，根据评定结果采取基础、机械或药物预防措施。⑧心理社会评估：评估患者及家属对疾病的认知程度，对腔镜/机器人手术、术后并发症、术后治疗和康复等相关知识的了解及接受程度，家庭是否能给予有效支持，有无思想及经济负担，随诊有无困难等。

（2）术前准备：①帮助患者正确面对手术，可采用口头、手册、图片、视频、网络等多种方法向患者介绍疾病相关知识、腔镜/机器人手术方法以及术后应对策略等，促进患者积极配合治疗和护理，缓解患者的紧张、焦虑及恐惧心理。②对症治疗：纠正贫血、低蛋白血症、控制哮喘、控制血压、血糖等。③营养支持：对营养良好及轻度营养不良者进行营养教育，指导进食易消化、高蛋白、高热量、高维生素饮食。对中重度营养不良者，给予营养支持治疗1~2周。需禁饮食者，告知禁饮食的目的及重要性，同时给予静脉营养治疗，提高患者对手术的耐受性。④心肺功能训练：鼓励患者尽早戒烟，进行呼吸功能训练，如深呼吸训练、吸气肌训练、有效咳嗽咳痰等。⑤术后适应性训练：包括体位训练，如胸腔镜术中采取患侧上肢上抬侧卧位，腹腔镜乙状结肠切除术采取头低足高及右侧倾斜的仰卧位或截石位；床上大小便训练等。⑥肠道准备：根据手术部位给予胃肠道准备，消化道手术术前1d进流质食物，手术当日禁食6~8h，禁水2~4h。如有结肠切除，术前1~3d进行肠道准备（清洁灌肠或口服泻药）。必要时留置胃管和（或）营养管等。⑦皮肤准备：术前一日清洁手术区域皮肤，拟行经脐腹腔镜手术者做好脐部清洁。⑧根据手术部位、手术类型，术前预防性应用抗菌药物。如胃癌手术切口为Ⅱ类切口，应在皮肤、黏膜切开前0.5~1h内或麻醉开始时静脉输入抗生素，以保证手术部位暴露时局部组织的抗菌药物浓度。如手术超过3h或超过所用药物半衰期的2倍以上，或成人出血量超过1500ml，术中应追加1次。

（二）术中护理

（1）环境布局：根据手术方式，合理安排腔镜设备/机器人手术系统与手术床、麻醉机、其他仪器设备的布局，从操作便利性、视野合理性、移动方便性、抢救最佳性等多维度，满足临床医生、麻醉医生、护理人员的需求。

（2）手术室护士术前仔细检查腔镜、达·芬奇机器人等设备以及特殊器械、用物是否齐全并处于备用状态。

（3）严格执行安全核查制度。患者进入手术室后，巡回护士、麻醉师、手术医生联合核对患者身份信息，确保无误。

（4）正确摆放体位，合理选择体位架、体位垫，根据手术需要适度调整手术床角度，如患侧上肢上抬侧卧位、折刀位；妥善固定，避免身体与器械零部件接触，避免操作过程中仪器设备误伤患者。

（5）根据手术情况及时调整患者体位或调整手术床

角度，避免体位并发症的发生，如神经功能损伤、压力性损伤、坠床等。

（6）依次正确连接设备，进行无菌屏障铺置，严格监管，避免其他人员的污染。

（7）严格执行手术物品清点原则。巡回护士与器械护士密切关注腔镜/机器人相关器械的关节、零件，避免物品滞留体腔内；及时清理器械尖端焦痂，确保做功的有效性。

（8）巡回护士与器械护士熟练掌握腔镜/机器人相关设备、器械的功能，能够根据手术需要正确选择模式。

（9）术中全程监测患者各项生命指标的变化，护理人员各项操作要坚持无菌操作原则及手术隔离原则，根据需要及时准确提供手术器械和物品，确保手术顺利进行。

（10）术中关注腔镜设备或机器人手术系统工作状态，如有异常，及时提示医生暂停手术，并进一步排查、妥善处置。

（11）术中意外出血是影响腔镜/机器人手术操作并导致中转手术的主要原因。术中密切观察手术野，并严密监测患者生命体征，如出血量大时，应配合医生止血同时做好中转手术的准备。

（12）腔镜/机器人手术中如使用CO_2，应预防并及时处理CO_2气腹相关并发症。

（三）术后护理

1.病情观察

①了解患者手术方式、麻醉方式、病变组织切除情况、术中情况；②密切监测生命体征及疼痛情况，及时发现病情变化；③观察切口渗血、渗液、感染征象等，必要时使用胸带、腹带进行伤口保护；④了解引流管放置位置、目的，观察引流液量、性状、颜色以及通畅程度等，每天评估管道必要性，早期拔除；⑤有效评估并预防出血、肺部感染、泌尿系统感染等，腹腔镜、乳腺腔镜术后还应观察有无CO_2气腹相关并发症，如高碳酸血症、皮下气肿等。

2.术后体位

依据手术部位、麻醉方式给予患者安全舒适治疗体位。麻醉清醒，生命体征平稳后给予半卧位，减轻切口张力，利于呼吸和引流。

3.疼痛护理

①术后镇痛以预防性、多模式镇痛为原则，以

NSAIDs药物或选择性COX-2抑制剂为基础，联合阿片类药物，辅以周围神经阻滞、硬膜外镇痛等措施。②尊重患者主诉，采用视觉模拟评分、面部表情评分法，评估患者疼痛程度、疼痛部位等。③积极处理引起疼痛的因素，如导管牵拉、体位受限等。④指导患者应用非药物镇痛措施，如转移注意力、咳嗽时按压伤口等。⑤遵医嘱正确合理应用镇痛药物，及时评价镇痛效果，以及药物不良反应如恶心、头晕、呼吸抑制等。⑥腹腔镜、乳腺腔镜术后出现肩背痛，是CO_2排出不完全刺激膈神经导致，术后24h左右最严重。术后延长吸氧时间，促进CO_2排出；指导患者调整体位，减轻CO_2对膈神经的刺激，缓解疼痛。

4.气道管理

①根据手术及患者情况给予氧气吸入，观察患者意识状态、心率、呼吸、发绀改善程度等，必要时行动脉血气分析，及时调整氧疗方案。②保持呼吸道通畅，根据情况给予雾化吸入，协助患者通过胸背叩击、有效咳嗽咳痰、机械排痰等方法，及时清除呼吸道分泌物。③指导患者早期进行呼吸锻炼，如深呼吸训练、腹式缩唇呼吸训练、吸气肌训练等，清醒后每小时至少5次。

5.营养支持

根据手术类型和患者耐受性，鼓励患者尽早恢复经口进食，由流食逐步过渡到半流食、普食，以促进肠道功能恢复。进食后观察有无恶心、呕吐等胃肠道症状。对于不能早期进行口服营养支持的患者，给予肠内营养，如果肠内营养未能达到60%目标能量及蛋白质需要量超过7d时，启动肠外营养支持治疗。

6.术后活动

①推荐术后早期开始活动。②根据患者耐受性制定每日活动目标，循序渐进增加活动量，必要时提供相应的辅助工具。③全麻清醒后开始床上活动，如握拳、屈肘、屈腿、踝泵运动等。④术后24~48h内下床活动，自床边坐立、原地踏步逐步过渡到室内行走。⑤活动期间注意患者安全管理，随时评估患者有无心慌、腿软等不适，如有不适及时停止并调整活动目标。

7.预防性抗血栓治疗

动态评估血栓及出血风险，根据评定结果采取预防措施。①所有患者均给予基本预防，如病情允许下多饮水，正确进行踝泵运动，避免膝下垫枕，早期下床活动，控制血糖等。②无出血风险，血栓低危者：给予机械预防，如间歇加压充气装置、梯度压力袜等。③出血低危、血栓中高危者：给予药物预防联合机械预防。④出血高危、血栓中高危者：先采用机械预防，待大出血风险降低或消失后，再加用药物预防。⑤定时评估患者双下肢情况，发现肿胀、疼痛、皮肤温度、色泽变化、感觉异常等，及时通知医生并处理。

（四）并发症的预防及护理

1.术后出血

术后出血是肿瘤患者腔镜/机器人手术后常见的并发症之一。高龄、高血压、服用抗凝药物、异位血管或肿瘤滋养血管，以及术中血管压力突然变化、血管壁损伤等是术后出血的主要原因。

（1）预防：①术前全面、系统的评估患者是否合并出血的危险因素，包括是否服用抗凝药物等。②应用抗凝药物患者合理处理。术前服用阿司匹林或氯吡格雷者，择期手术建议停药至少5d；术前口服华法林的患者，需要停用或应用对抗华法林抗凝治疗，同时使用肝素或低分子肝素皮下注射桥接治疗。

（2）护理：①术中严密监测患者生命体征，如出血量大时，积极配合医生抢救，做好中转手术的准备。②术后严密监测患者生命体征、手术切口渗血情况、引流液及尿液的颜色、性状和量。如胸腔引流血性液体持续超过100ml/h提示有活动性出血。少量出血时，及时更换切口敷料、加压包扎、应用止血药物。③如出现面色苍白、冷汗、脉搏细弱、血压下降，引流管引流出大量血性液体等情况，立即通知医师，加快输液速度，静脉输血，配合医生抢救，做好二次手术探查止血的准备。

2.CO_2气腹相关并发症

腹腔镜、乳腺腔镜术中采用CO_2充气方式建立腔内操作空间，由于CO_2在体内弥散能力强，加之气腹压力升高，可能导致高碳酸血症、皮下气肿、心肺功能紊乱、深静脉血栓、肩背部疼痛等。

（1）预防：①术前严格检查穿刺器套管固定情况，避免CO_2泄露。②术中根据需求严格控制CO_2压力及流量，避免压力过高或流量过大产生“烟囱”效应。③因低体温状态下CO_2在组织中的溶解度增加，术中注意保暖，避免体内残余CO_2增多，条件允许可采用有气体加温功能的气腹机。④密切配合手术，缩短手术时长，根据手术情况及时开启和关闭CO_2气腹，缩短气腹持续时间。⑤术毕先撤去CO_2气腹，打开套管阀门，待CO_2排净后再拔出套管。⑥术毕缝合切口前，在腹壁轻轻加压促使体内和皮下CO_2气体排出，减少体内残留。⑦术后低流量吸氧，保证机体供氧，生命体征平稳后取半卧位，指导患者早期进行呼吸训练，早期活动，促进CO_2排泄。

（2）护理：①术中严密监测患者生命体征、身体状态，必要时行动脉血气分析，及时发现皮下气肿、高碳酸血症等症状。②皮下气肿轻者，套管周围皮肤肿胀，按压时有捻发感，可自行吸收。③皮下气肿重者，皮肤肿胀明显，可沿胸腹壁上下蔓延至颈部、头面部、会阴及下肢等，可导致高碳酸血症、酸中毒，甚至出现心肺功能障碍。应降低或停止CO_2气腹压力，配合医生做好各项抢救准备，做好穿刺排气及开腹手术的准备。④若发生高碳酸血症，应调整患者体位头胸部抬高20°，采取过度换气促进CO_2排出；根据手术情况降低或停止CO_2气腹压力；配合医生做好各项抢救准备。

第七章

加速康复外科护理

一、概述

加速康复外科（enhanced recovery after surgery，ERAS）是指在围术期采用一系列有循证依据的医疗及护理措施，减少患者术后心理及生理方面的应激反应及术后并发症，提高患者舒适度及满意度，缩短住院时间，降低住院费用。该理念起源于20世纪90年代。美国Engelman医生在1994年发表的文献中首次提出“快速通道手术（fast track surgery）”，1999年，丹麦哥本哈根大学Kehlet教授提出“术后加速康复（accelerated postoperative surgical recovery）”的概念。2001年正式更名为加速康复外科（ERAS）。

中国ERAS的临床研究已有15年历史。黎介寿院士率先将ERAS概念引入国内，并在国内做了引领性研究。2007年国内的出版物开始有ERAS临床应用的介绍及报道；2015年初，中国第一部麻醉相关的ERAS专家共识发布；同年成立ERAS协作组，发布了《结直肠手术应用加速康复外科中国专家共识（2015版）》；并在南京召开第一届ERAS全国大会；2016年2月，中华医学会发表《中国髋、膝关节置换术加速康复——围手术期管理策略专家共识》；同年6月，由普通外科、麻醉科、胸心外科和神经外科共同完成的《中国加速康复外科围手术期管理专家共识（2016）》发表。

二、技术内容

随着ERAS理念的建立和推广，外科、麻醉、药学、护理、营养等多学科整合诊治及MDT to HIM的协作力度逐渐加大，围术期临床路径得以优化，护理工作贯穿于术前、术中、术后，甚至入院前、出院后的诊疗全过程，通过集束化护理措施的有效实施和优化，可以缓解患者围术期各种应激反应，达到减少术后并发症、缩短住院时间及促进康复的目的。其技术内容主要包括：

（1）术前宣教：向患者及家属提供诊疗及疾病相关知识介绍和宣教，使他们充分了解自己在诊疗中的角色和作用，缓解焦虑、恐惧等情绪，从而更好地配合治疗。

（2）术前访视：评估患者生命体征、营养状态、心肺功能、基础疾病、精神状态、自理能力等以制定相应护理预案。

（3）预康复：拟行择期术者，给予术前集束化干预措施以改善生理及心理状态，提高对手术的应激能力，如纠正贫血、预防性镇痛、术前锻炼、炎症控制及心理干预等。

（4）术前营养支持：经营养筛查和评估，术前给予营养干预可增强手术耐受性，减少术后并发症。

（5）预防性抗血栓治疗：恶性肿瘤、化疗、复杂手术（手术时间大于等于3h）和长时间卧床患者是静脉血栓栓塞症（VTE）的高危人群。预防措施应贯穿整个围术期。护理预防包含风险评估、分级预防、教育指导。术中深静脉血栓预防主要包括利用间歇性充气加压装置、足底静脉泵和梯度压力弹力袜等进行机械性预防。对出血风险低的成年手术患者，机械性预防最好在手术开始时使用。

（6）术前禁食禁饮：缩短术前禁食时间，有利于减少患者术前饥饿、口渴、烦躁、紧张等不良反应，降低分解代谢，预防术后胰岛素抵抗，缩短术后住院时间。

（7）术前肠道准备：术前机械性肠道准备（MBP）是应激因素，特别是老年患者，可致脱水及电解质失衡。术前不予MBP对吻合口漏及感染的发生率影响不大，因此，不建议术前进行常规机械性肠道准备。

（8）适时适量预防性应用抗生素：降低择期术后感染的发生率。

（9）炎症管理：创伤、术中缺血、再灌注损伤、麻醉管理不当相关的器官缺血缺氧、循环不稳定，可致全身氧供需失衡及外科感染相关炎性反应加重。围术期炎性反应过重会影响术后转归和长期生存。

（10）术中体温管理：复杂手术中避免低体温可降低外科感染、心脏并发症的发生率，减少出血和异体血输血需求，改善免疫功能，缩短全身麻醉后苏醒时间。

（11）围术期血糖控制：非心脏手术病人术后应激性高糖血症发生率为20%~40%，心脏术后高达80%，与围手术期死亡率、急性肾功能衰竭、急性脑卒中、术后切口感染及住院时间延长等密切相关。

（12）管路管理：在病情特定情况下选择留置管路，择期腹部手术不推荐常规留置鼻胃管减压。术后及时评估各种管路并及早拔除。

（13）液体治疗：围术期液体管理应避免因低血容量导致组织灌注不足和器官功能损害，也应注意容量负荷过重所致组织水肿。大型、特大型手术及危重患者提倡以目标为导向的液体治疗理念，根据不同的治疗目的、疾病状态及阶段制订并实施个体化液体治疗方案。

（14）疼痛管理：推荐采用多模式镇痛方案，有效控制疼痛（视觉模拟评分小于3分），利于术后早期下床活动，促进肠功能及全身各器官功能康复，降低镇痛相关不良反应发生率。

（15）恶心呕吐（PONV）的防治：女性、低龄（年龄小于50岁）、晕动病或术后恶心呕吐病史、非吸烟者、手术方式（腹腔镜手术、减重手术、胆囊切除术）、吸入麻醉、麻醉时间大于1h以及术后给予阿片类药物等是PONV的风险因素。对存在PONV风险因素患者提倡使用两种及以上止吐药联合预防。

（16）术后饮食：择期手术术后早期恢复经口饮水、进食可促进肠道功能恢复，有助于维护肠黏膜屏障，防止菌群失调和易位，降低术后感染发生率，缩短术后住院时间。

（17）血液管理：包括纠正贫血、优化止血以及尽量减少失血，可减少异体血输注，降低病死率，缩短住院时间，减少医疗费用，促进患者康复。

（18）出院随访：良好的、有针对性的出院护理宣教、生活指导和随访，促进患者的全病程管理，提高患者生活质量，延长生存期。

三、适应证

普遍适用于围术期患者。

四、操作流程

ERAS围术期包括住院前、手术前、手术中、手术后、出院后的完整诊疗过程，核心是强调以患者为中心的整体整合护理，即MDT to HIM的理念。

（一）术前护理

（1）术前评估：①整体评估：一般健康状况、既往史、生命体征、皮肤完整性、饮食、排便、睡眠、社会支持等基本信息。②疾病评估：检查阳性结果及肿瘤发展状况。③专科评估：依据亚专科疾病特点，给予针对性的专科护理评估。如肝切除患者应评估肝功能的储备状况及黄疸情况，给予肝功能维护的整合护理。④心理评估：肿瘤患者术前常存在焦虑或抑郁，采用医院焦虑抑郁量表评估患者心理状况。⑤疼痛评估：评估疼痛的原因、诱因，以及疼痛的部位、性质和强度。⑥营养状况评估：采用营养风险筛查NRS 2002进行营养风险筛查，NRS2002评分大于等于3分需进一步进行营养评定，根据评定结果制定营养护理计划。

（2）术前准备：①术前戒烟酒：吸烟可造成组织氧

合降低，增加伤口感染、血栓栓塞以及肺部感染等并发症的风险。饮酒可显著增加术后并发症发生率。推荐术前戒烟4周、戒酒至少2周。②术前预康复：拟行择期手术的患者，通过术前一系列干预措施改善机体生理及心理状态，以提高对手术应激的反应能力。内容包括：a.深呼吸训练：提高患者肺功能；b.术前锻炼：围术期体力活动减少是导致不良预后的独立危险因素，建议进行术前活动耐量评估，制定锻炼计划，提高功能储备。③术前肠道准备：不推荐对包括结直肠手术在内的腹部手术患者常规进行机械性肠道准备。机械性肠道准备仅适用于需要术中结肠镜检查或有严重便秘的患者。针对左半结肠及直肠手术，根据情况可选择性进行短程的肠道准备。④术前禁食禁饮管理：缩短术前禁食时间，有利于减少术前患者的饥饿、口渴、烦躁、紧张等不良反应，减少术后胰岛素抵抗，缓解分解代谢，缩短术后住院时间。推荐术前6h禁食，之前可进食淀粉类固体食物。术前2h禁饮，之前可口服总量不超过400mL清流质饮料，包括清水、糖水、无渣果汁、碳酸类饮料、清茶及不含奶的黑咖啡等，不包括含酒精类饮品。合并胃排空延迟、胃肠蠕动异常、糖尿病、急诊手术等患者除外。⑤围术期血糖控制：a.术前将糖化血红蛋白水平控制在7.0%以下；b.术中实施有效抗应激管理，监测并调控血糖浓度不超过8.33mmol/L；c.术后尽快恢复经口饮食，严密监测血糖水平。

（二）术中护理

（1）常规护理：准确查对患者信息；保暖并给予隐私保护；给予安全、适合的手术体位；严密监测生命体征；准确记录出入量；动、静脉管路的建立及管理；完善各种管路护理，包括胃管、引流管、尿管、氧气管及各种呼吸管道；规范实施手术隔离技术。

（2）感染控制：①预防性应用抗生素：切皮前30~60min输注完毕有助于降低择期腹部手术后感染的发生率。②皮肤准备：推荐葡萄糖酸氯己定乙醇皮肤消毒液作为皮肤消毒的首选；在清洁-污染及以上手术中，使用切口保护器可能有助于减少手术部位感染（surgical site infection，SSI），但其使用不应优先于其他预防SSI的干预措施。

（3）液体治疗及循环管理：液体治疗是围术期治疗的重要组成部分，影响手术患者的预后，既应避免因低血容量导致的组织灌注不足和器官功能损害，也应注意容量负荷过重所致的组织水肿。维持术中血压不低于基线血压的80%，老年患者及危重患者不低于基线血压的90%。

（4）术中体温管理：应常规监测患者体温直至术后，可借助加温床垫、加压空气加热（暖风机）或循环水服加温系统、输血输液加温装置等，维持患者核心体温不低于36℃。预防低体温：①一般手术间温度设定控制在24~26℃，并根据手术及时调节温度，预防机体散热导致低体温。②加强手术野以外部位的覆盖，避免不必要的暴露，每30min记录和监测体温一次。③老年人及小儿手术患者，发现体温下降，及时采取升温措施。必要时可采用充气式加温仪等加温设备，协助患者保温；高危患者（婴儿、新生儿、严重创伤、大面积烧伤患者等）除采取上述保温措施外，还需要额外预防措施防止计划外低体温，如在手术开始前适当调高室温，设定个性化的室温。④用于静脉输注及体腔冲洗的液体宜给予加温至37℃；输注新鲜全血和成分血前采用电子输血加温仪加温但不超过37℃。⑤手术结束，及时撤去潮湿敷料，擦干皮肤，盖好被子，减少散热。⑥转运途中盖被保暖，冬季适当增加盖被。

（5）压力性损伤预防及护理：体位安置应充分暴露手术部位，保证手术患者呼吸和循环通畅，使病人感到舒适和安全。压力性损伤与年龄、体质指数、糖尿病、高血压、手术时长、体位、出血量等有关。术前加强访视患者，正确评估压力性损伤风险等级，术中避免皮肤受压并进行保护，可有效预防术中获得性压力性损伤的发生。

（6）预防性抗血栓治疗：手术患者可在术中使用间歇性充气加压装置；及时补充血容量、纠正脱水、改善血液的黏滞性；注意术中患肢保暖，防止冷刺激引起静脉痉挛、血液瘀积；密切观察患肢颜色、皮温、肿胀、疼痛、足背动脉搏动等。

（三）术后护理

（1）病情观察：术后24h内掌握患者麻醉、手术方式，了解手术中情况；根据麻醉方式给予患者安全舒适治疗体位；密切监测生命体征；观察切口渗血、渗液及伤口引流情况，必要时使用胸带、腹带进行伤口保护；完成基础护理、引流管护理；伤口护理、输液护理、皮肤护理、专科护理等项目，有效观察并预防出血、肺部感染、水电解质紊乱、腹胀/腹泻、胃肠道功能不全、营养不良等。

（2）术后体位：依据手术部位、大小及麻醉方式给予平卧位，待生命体征平稳后给予相应的手术体位等，以保持腹肌松弛，减轻切口张力，减轻疼痛并利于呼吸和引流。

（3）疼痛护理：以预防性镇痛为原则，可联合使用多模式镇痛和个体化镇痛：①临床实施是以NSAIDs药物或选择性COX-2抑制剂作为基础用药方案，同时根据患者具体情况还可口服、注射、外用相关药物，此外还可辅以周围神经阻滞、局部麻醉药物浸润镇痛、关节腔内镇痛、硬膜外镇痛等措施。②除了药物治疗外，护理人员可以配合医生用物理治疗的方法，如冷疗，作为多模式镇痛的组成部分。③术后镇痛避免采用强阿片类药物，护士应协助医生对患者进行定时疼痛评估。当VAS疼痛评分超过4分时应加用不同作用机制的药物行多模式镇痛，当疼痛评分超过6分时需联合阿片类药物行个体化镇痛。护理人员应及时准确观察用药效果。

（4）睡眠管理：术后发生失眠的常见原因包括：①机体因素：术后伤口疼痛或体位不舒适、麻醉术后不良反应等；②环境因素：如室内的温湿度、噪音、光线等；

③心理因素：如担心预后、病理结果、手术效果等。要充分评估，并积极采取措施，如改善病房的灯光亮度、使用屏风或隔帘保证床边环境的安静；适当调节医疗仪器声音，护理操作动作轻柔、减少不必要的语言交流等。

（5）鼓励早期活动：可为患者制定每日活动目标，并督促执行。及早床上活动，包括踝泵锻炼、直腿抬高锻炼、肢体关节的屈伸活动等。若患者生命体征平稳、神志清楚、无恶心头晕、体温低于38.5℃、伤口及引流管无活动性出血等，应鼓励早期下床活动。

（6）尿管管理：术后不推荐常规留置尿管。若因手术时间长、术中出血量多、术后尿潴留而留置的尿管应尽早拔除。经尿道导管应在术后1~2天内移除。

（7）营养支持治疗：鼓励术后尽早恢复经口进食。择期腹部手术后早期恢复经口进食、饮水可促进肠道功能恢复，有助于维护肠黏膜屏障，防止菌群失调和移位，从而降低术后感染发生率及缩短术后住院时间。因此，术后患者应根据耐受性尽早恢复正常饮食，当经口摄入少于正常量的60%时，应添加口服营养补充，出院后可继续口服营养补充。

（8）液体管理：术后当天补液量控制在不超过30ml/kg，避免过量补液。对大部分患者，可在术后第2天停止静脉补液，此时患者能够耐受经口进食。同时减少静脉补液量也可使患者减少管路的束缚，在护理人员的指导下进行有效的康复锻炼。

（9）预防术后恶心呕吐：术后恶心呕吐的相关因素包括：女性、不吸烟、晕动症病史、高度紧张焦虑、使用阿片类药物、手术时间长等，因此要注意患者的主诉，观察药物的相关不良反应，缓解紧张、焦虑情绪，必要时使用甲氧氯普胺等药物治疗。

（10）气道管理：密切观察患者血氧变化，保持呼吸道通畅。应为患者制定呼吸锻炼计划，鼓励患者深呼吸，清醒后每小时至少5次。指导有效咳嗽，协助患者在病情允许情况下尽早改变体位，可通过胸背叩击等方法，帮助患者及时清除呼吸道分泌物。

（11）预防血栓：应尽早指导患者在麻醉清醒、肢体恢复活动感觉后进行自主踝泵运动，也可配合使用机械性预防措施，如间歇充气压力泵、足底压力泵、弹力袜等。此外，在充分评估出血风险的基础上，配合医生准确完成术后抗血栓药物治疗指导，如低分子肝素皮下注射、口服抗凝药物等。鼓励患者尽早下床活动。

（12）延续性护理：医护人员要通过电话、信息平台等方式对患者进行随访。出院后24~48h内应常规进行电话随访及指导，术后7~10d应至门诊回访；ERAS临床随访至少应持续到术后30d，包括饮食指导、专科指导、康复指导、复查指导、营养评估与指导、疼痛评估与指导、心理评估与健康生活方式指导等。

五、局限性及展望

由于手术病人住院时间缩短，术前准备多在院外进行，缺乏护理人员的专业管理，如戒烟戒酒、营养状况、预康复等措施准备不充分；出院后患者不能及时发现术后并发症的早期征象，影响病人的及时诊治及康复质量。未来，还应与多学科团队加强协作，在门诊建立以护士为主导的预康复整合门诊，并借助互联网医院平台为患者提供及时的健康宣教及全病程管理。

第八章

癌性伤口护理

癌性伤口也称恶性肿瘤伤口（malignant fungating wounds，MFW），是恶性肿瘤通过肿瘤细胞皮下转移侵犯上皮组织并破坏其完整性，或浸润皮肤、血液和淋巴导致皮肤溃疡性损伤、产生蕈状物，若肿瘤细胞转移和浸润持续发展会引起组织坏死。癌性伤口分为溃疡型伤口和蕈状生长型伤口。当肿瘤浸润上皮细胞及周围淋巴、血管、组织时，出现组织坏死、缺损、溃疡，即为溃疡型伤口。若肿瘤呈增长性生长，突出皮表，形成蕈状物，即为蕈状生长型伤口。癌性伤口发生率的确切统计数据尚不清楚，现患率约为10%~14%，肿瘤转移患者的伤口发生率为5%~10%，且常发生于其生命的最后6~12个月内。

癌性伤口多源于转移瘤，不同性别患者癌性伤口原发肿瘤存在差异。女性患者癌性伤口最常见的原发肿瘤为乳腺癌（70.7%）和黑色素瘤（12%），而男性最常见的原发肿瘤为黑色素瘤（32.3%）、肺癌（11.8%）和结直肠癌（11%）。尽管乳腺癌、肺癌、胃肠道肿瘤以及黑色素瘤是导致癌性伤口发生的重要肿瘤类型，但应明确癌性伤口可继发于任何类型的恶性肿瘤。癌性伤口可发生于身体任何部位，如头面部、颈部、胸腹部、会阴部、腹股沟及四肢等，可发生于小儿、青少年、成年人。癌性伤口具有侵蚀性，使皮肤功能受损，导致局部创面易出血、渗液、有恶臭等特性，患者亦有疼痛的问题。

癌性伤口是一种难愈性伤口，该伤口的治疗相当困难甚至无愈合希望，此类伤口的出现常象征肿瘤患者病情恶化，给医护人员的工作带来极大挑战。癌性伤口的出现不仅大大降低了癌症患者的生活质量，而且严重影响了患者的心理健康。如何护理好癌性伤口，促进患者舒适，值得专业人员高度关注。

一、病因与病理生理

癌性伤口常见病因有：①来源于未经治疗的原发皮肤癌，如基底细胞癌、鳞状细胞癌；②原发肿瘤向上侵入及穿透皮肤，如乳腺肿瘤；③肿瘤侵犯皮肤血管或淋巴管，恶性细胞阻塞皮肤毛细血管；④术中肿瘤细胞播散至皮肤真皮层；⑤慢性溃疡或瘢痕癌变。

癌性伤口的发生主要是因为局部皮肤受到原位癌或附近/远处转移的癌细胞损害所致。当皮下的癌细胞蔓延到表皮时，表皮会出现炎症反应，最初表现为红肿、发热、刺痛，触诊时常有结节感。随着病情进展，局部皮肤可能表现为“橘皮样”改变并与皮下组织粘连。当肿瘤进一步侵蚀，更多组织将被损伤，皮肤完整性被破坏并最终形成溃疡。出现转移的患者，瘤细胞首先从原发灶脱落，然后经血液或淋巴液转运至远处器官，包括皮肤。皮肤的损伤最初表现为局部出现数个毫米至厘米大小的囊肿，囊肿质地可能坚硬，也可能有韧性。随着病情恶化，病变部位可出现色素沉着，皮肤颜色改变：粉色—红色—紫色—蓝色—黑色（甚至棕色）。早期囊肿部位不会有剧烈疼痛，容易误诊为脂肪瘤、毛囊炎或其他良性疾病。癌细胞继续浸润，局部皮肤会出现斑块、水疱以及红疹，当斑块、水疱以及红疹破溃后，会出现溃疡或凹洞，此时患者会感到剧烈疼痛。通常，癌性伤口初始不易愈合，其后逐渐产生坚硬的真皮或皮下硬块，并与其下的组织紧紧相连，病灶处最后会浸润侵蚀到淋巴及血管，以致产生界限明显的凹洞。随着肿瘤细胞不断分裂，结节变大，会影响皮肤的毛细血管和淋巴管；随着肿瘤不断生长，皮肤血供减少，出现皮肤水肿和坏死；最后肿瘤进一步侵犯深部结构，形成窦道和瘘管。当伤口经久不愈且日益严重时，应高度怀疑是否有伤口癌变，这时应转介医生给予局部伤口组织活检，通过病理检查明确诊断。

二、整合评估

伤口评估是伤口处理的开始，是一个动态过程，应贯穿整个治疗过程，要求准确、客观，符合病人状况，必要时可使用相应的评估工具：多伦多伤口症状评估系统（toronto symptom assessment system for wounds，TSAS-W），舒尔茨恶性肿瘤蕈状伤口评估工具（schulz malignant fungating wound assessment tool），伤口症状自评问卷（wound symptoms self assessment chart，WoSSAC）、TELER系统、霍普金斯创伤评估工具（hopkins wound assessment tool）。完整全面的评估对建立以病人为中心的治疗方案非常必要。

（一）全身评估

（1）社会学情况：老年人细胞活性广泛降低，组织再生能力衰退而致伤口延迟愈合，愈合质量下降。因癌性伤口为难愈性伤口，且其伤口特征必须使用大量的敷料及增加换药频率，加上癌性的姑息性治疗和支持性治疗等增加经济负担。通过评估患者年龄和经济状况，可为患者制定癌性伤口的局部护理方案时提供参考。

（2）免疫状态：免疫应答在伤口愈合中起重要作

用。肿瘤患者接受化疗或放疗后，由于药物作用，造成机体细胞分裂受阻，无法合成蛋白质，使白细胞数减少，阻碍巨噬细胞的功能，会延迟伤口愈合。

（3）疾病情况：糖尿病、贫血和自身免疫性疾病等都可影响癌性伤口愈合。如患有糖尿病的肿瘤患者伤口难以愈合的原因有动脉硬化导致血液循环受阻使组织坏死，周围神经病变导致足部感觉不灵敏或麻痹等。

（4）营养评估：营养是影响癌性伤口愈合的重要因素之一，伤口愈合过程中必要的营养素有蛋白质、足够的热量、维生素C、A、B_6、B_{12}、叶酸、锌及铁等。NRS2002基于较强的循证证据，被国际上多个营养学会推荐为住院病人营养风险筛查首选工具。营养评定工具有主观全面评定法（SGA）、微型营养评定（MNA）、营养不良通用筛查工具（MUST）等。

（5）疼痛评估：疼痛是一种主观感觉，是第五生命体征。全面的疼痛评估对确定恰当的治疗至关重要。患者主诉是评估疼痛的标准方法，若患者无法沟通可采用疼痛评估工具进行评估，如：疼痛数字评分量表（NRS）、视觉模拟评分量表（VAS）、修订版面部表情疼痛评估量表（FPS-R）等。

（二）局部评估

（1）部位：不同原发性肿瘤所对应癌性伤口好发部位不同，如口腔癌的好发部位在脸部，肺癌和乳腺癌的好发部位在头、颈或前胸，胃癌的好发部位在肚脐，因此需要准确评估癌性伤口的部位。

（2）大小与深度：某些癌性伤口包含许多小结节，测量时仅需对最大与最小者作范围描述，在测量过程中避免直接接触创面，以免引起出血，评估深度时需观察是否形成瘘管。

（3）基底情况：评估基底情况采用RYB方法，将伤口分为：红色、黄色、黑色或混合型。同时评估基底肉芽组织是否健康，是否有坏死组织，是否有黑痂。

（4）出血：了解容易引起伤口出血的原因，何种敷料在更换中易引起出血、何种伤口清洗方式易出血等，同时要了解出血量。

（5）渗液：渗液的评估包括渗液的量、性状及气味的评估。渗液量的评估方法主要有纱布评估法、Falanga评估法，以及伤口愈合学会世界联盟（WUWHS）制定了以“伤口潮湿程度”为描述目标的评价方法。渗液有清澈的、血性的、绿黄脓或褐色，高和低黏稠度，不同颜色及性状分别有不同原因。渗液的气味评估采用等级评分（0~5分），得分越低表示气味异常越严重。

（6）气味：伤口感染会产生臭味，金黄色葡萄球菌感染为粪臭味，铜绿假单胞菌感染为腥臭味。在伤口气味评估中，除了对气味本身的描述外，气味的程度也是评估重点。一般采用Grocott对癌性伤口气味分为6个等级的描述：0级，一入屋子/病房/诊室即闻到；1级，与患者一个手臂的距离即闻到；2级，与患者少于一个手臂的距离才闻到；3级，接近患者手臂可闻到；4级，只有患者自己可闻到；5级，没有味道。

（7）周围皮肤情况：评估伤口周围皮肤颜色、完整性，注意有无红斑、瘀斑、色素沉着、糜烂、浸渍、水肿等，伤口干燥或渗液过多都会导致伤口边缘的上皮化过程受阻。

（三）整合护理

早期癌性伤口行手术、放疗、化疗，免疫治疗和中药治疗等虽能促进愈合，但需建立多学科整合医学管理团队来优化患者的预后，无论癌性伤口能否治愈，症状管理都格外重要。2002年Naylor提到癌性伤口护理的目的并非是将癌性伤口治愈，而是减少肿瘤伤口愈合或恶化过程中的症状，维护患者的尊严及减轻患者的恐惧，尽最大可能提高患者生活质量。

（1）伤口清洗：伤口清洗对于控制癌性伤口的局部症状非常重要。因癌肿表皮易破损，触之易出血，故清洗时不能采用传统的擦洗伤口的方法，而选用生理盐水进行冲洗。首先移除敷料，用生理盐水淋湿辅助纱布，充分湿润后轻轻取出，避免强行撕除造成大出血。然后用生理盐水一边冲洗一边用棉球把松脱的坏死组织和渗出物清洗干净，动作要轻柔，腐肉粘附较紧密时不要强行清除。彻底的伤口清洗有利于去除坏死组织、减少细菌数量、减轻局部气味，且轻柔清洗可减轻疼痛和出血；清洗后吸干创面也可延长敷料使用时间。

（2）出血护理：①出血的预防：出血是癌性伤口常见的问题，主要由于恶性肿瘤细胞侵蚀毛细血管或主要血管，或因化疗及肿瘤本身造成血小板计数或功能降低所致。预防或减少出血的措施包含以下几个方面：a.清洗伤口时动作需轻柔，尽量选用冲洗的方法；b.更换敷料时动作要轻柔，速度适中，若敷料与伤口粘连，可用生理盐水浸泡敷料，再小心移除，不可用力强行撕除敷料；c.选用不粘黏伤口基底的敷料，如优拓银；d.易出血的癌性伤口尽量减少更换敷料的次数；e.指导患者穿宽松的棉质衣服，尽量减少摩擦脆弱区域的组织。②出血的处理：一旦出现伤口出血，少量出血可以采用压迫止血和局部止血措施，可用止血海绵、云南白药粉等材料，也可选用控制出血的藻酸盐等敷料，小的出血点可用硝酸银棒直接行局部灼烧。大量出血时先用纱布压迫止血10~15分钟，再在出血点上使用0.1%肾上腺素或其他局部止血药物，同时通知医师做相应的处理。

（3）渗液的护理：癌性伤口通常会产生大量渗液，渗液的适当处理既能减轻伤口臭味，又能保护伤口周围的皮肤免受渗液刺激的损伤、阻止渗液浸湿床单和衣服，同时可增加患者的舒适度及增强自信心。渗液量少时，可选用皮肤保护粉、超薄型泡沫敷料等，渗液量多可用吸收渗液较强的敷料，如泡沫敷料、藻酸盐敷料或亲水性纤维敷料。对创面比较局限，渗液量极大时可用伤口引流袋或造口袋来收集，可以减少更换敷料次数，减少费用，又能准确记录渗液量。根据伤口渗液的控制情况、伤口的创面情况来决定更换内层和外层敷料的频率。

（4）气味的护理：癌性伤口气味的产生主要由于局

部微生物过度繁殖、坏死组织分解等原因所致。清除坏死组织、控制感染是去除癌性伤口气味的基础步骤，癌性伤口气味控制方法包括：口服甲硝唑、局部甲硝唑湿敷以及使用新型敷料（包括蜂蜜敷料、银离子敷料、活性炭敷料等）或局部使用防腐剂。其中藻酸盐敷料、美盐敷料以及活性炭敷料和亲水性纤维敷料较常用。总之，需要根据气味产生的原因，进行效果、价格等多重比较后选择最佳管理措施。

（5）疼痛的护理：癌性伤口患者的疼痛可能是由于肿瘤压迫、肿瘤损伤神经、水肿或更换敷料引起。因敷料更换所导致的伤口相关性疼痛，可在更换敷料前遵医嘱给予速效阿片类药物，使用止痛药物应遵循世界卫生组织（WHO）发布的控制癌性疼痛的指南。更换敷料时，应操作轻柔，分散病人注意力，选择非黏性敷料有助于维持伤口的环境湿润并在移除时不损伤组织及减少疼痛，保护伤口周围皮肤的产品可减轻周围组织炎症所引起的疼痛。

（6）周围皮肤保护：①瘙痒的处理：癌性伤口患者出现瘙痒可归因于皮肤牵拉刺激神经末梢。经皮神经电刺激治疗通过适当强度频率的电流，连续、轻柔的刺激神经、肌肉和细胞，刺激身体释放内啡肽，阻断、舒缓瘙痒的讯息。使用保持皮肤水分的敷料，如水凝胶也可缓解瘙痒。②浸渍的护理：浸渍是指皮肤长时间浸润在潮湿环境中发生的改变，皮肤会变白或灰白、变软和起皱。癌性伤口渗液过多时环境湿度随之增加，皮肤过度水化，导致伤口周围皮肤出现浸渍。为了管理皮肤的浸渍，应该定期评估伤口的渗液量和周围皮肤的湿度水平，避免渗液与周围皮肤接触，根据伤口渗液程度，选择大小合适、吸收性能合适、密封性良好的敷料。

（7）营养支持：癌性伤口每日的大量渗液可导致机体蛋白质、液体丢失过多，因此患者有较高的代谢需求。患者营养治疗护理方案也应由有营养师参与的多学科团队共同制订，且需充分考量患者的年龄、合并症、体质量、活动量、生化指标、伤口大小、渗出量、进食的独立性、胃肠道反应等影响摄入量的因素。优化营养摄入量，以满足不同患者的个性化需求和营养目标。肿瘤伤口患者推荐的摄入热量为25~35kcal/（kg・d），蛋白质摄入量为1.5~2.5g/（kg・d），液体摄入为1500~2000mL/d。

（8）心理社会支持：癌性伤口患者心理状况的改变

主要体现在自我形象的紊乱和情绪的异常。应针对患者的身心状况，采取相应的干预措施，通过提供相应的信息支持，纠正患者的不合理认知或歪曲的想法，帮助其建立有效的情感和社会支持系统，鼓励其积极应对，尽可能做好患者的身心照顾。同时在为癌性伤口进行护理时，要考虑患者的美学需求，选用的外层敷料尽量能使患者舒适和美观，一定程度上维护了患者的自尊，有助于缓解其负性情绪。

（四）健康教育

（1）换药时间指导：根据癌性伤口的情况，指导具体换药时间。过于频繁地换药，对伤口创面造成反复牵拉、撕裂，降低了局部组织的免疫及再生能力，打乱了局部微循环灌注及促生长因子的聚集，同时频繁的伤口换药会使患者有反复疼痛刺激，内分泌系统激素水平改变，导致伤口肌肉紧张，微循环紊乱，使组织修复所需的氧气及营养物质减少，从而影响伤口愈合。换药间隔时间要依据伤口情况和分泌物多少而定。渗液量较大的伤口，每日换药一次或多次，保持表面敷料清洁干燥；渗液量不多，肉芽组织生长较好的伤口，可每2~3天换药一次。根据患者伤口的具体情况，告知患者下次换药的时间，如遇敷料脱落、渗液过多应及时来院就诊，不得自行处理。

（2）饮食指导：癌性伤口的愈合是一个能量消耗过程，患者营养状况将直接影响伤口愈合。指导患者在癌性伤口愈合前避免进食辛辣食物，多吃富含维生素C、维生素E的食物；对营养不良者，应给予高热量、高蛋白、高维生素和易消化的食物为主，如奶类、蛋类、肉类、新鲜蔬菜和水果，以增加抵抗力和组织修复能力；对于糖尿病患者，指导糖尿病饮食，说明控制血糖与伤口愈合的重要性。

（3）生活指导：指导患者禁烟、禁酒，纠正不良的生活习惯。香烟中尼古丁作用于小动脉血管壁平滑肌会减慢血流，吸入的一氧化碳可破坏血红蛋白结构，降低血液携氧能力，影响组织氧供给。酒精会影响机体代谢，阻碍机体营养吸收，从而影响伤口愈合。

（4）运动指导：针对患者伤口部位进行具体指导，如癌性伤口合并局部感染的患者，在炎症早期，指导患者局部制动，抬高患肢，以减轻水肿和疼痛，并使炎症局限。后期可指导患者做患肢各关节功能锻炼，并通过按摩等方法加速血液循环，以防止和消除组织粘连，关节僵硬。

（5）心理教育：建立良好的心理支持系统，提高心理应急水平，了解患者的心理状态，鼓励和安慰患者，减轻其紧张恐惧心理，创造开放式的谈话环境，耐心地倾听患者诉说。对于癌性伤口患者，不论年龄、性别、职业，都有不同程度的紧张与恐惧心理，他们会变得情感脆弱，若患者的需要能及早被尊重和认识，并尽快给予满足，就可以帮助患者提高疼痛阈值，减轻疼痛。因此，要耐心倾听，从心理上给患者以支持、关怀和同情，通过启发、劝导和鼓励，增强其自信心，解除患者的紧张、恐惧情绪。同时向患者指出，心理紧张可降低人体的抗感染能力，也可影响人体的免疫系统功能，从而导致伤口延迟愈合；良好的心理状态可以调动自身潜能，有助于伤口愈合。向家属做好解释工作，保持其稳定情绪。对于未成年儿童，允许家属陪伴，便于更好地配合换药工作的进行。

（6）居家照护指导：癌性伤口病程长、出血风险大，但医疗资源有限，大部分癌性伤口患者居家照护的任务主要由其配偶、子女、父母等非专业照顾者承担。因此在接诊患者过程中应加强对居家照护的健康宣教，将换药流程和注意事项以文字或图片的形式交代给患者家属，并利用延续性护理平台指导照顾者将伤口换药前后的照片、伤口敷料、渗液量、敷料类型及更换时间等信息及时反馈，根据反馈的信息评估伤口情况并给予照护指导，满足患者及照顾者在知识信息、健康指导、心理支持等方面的需求，提高照护质量。对处于生命末期且有大出血风险的患者，应预先告知患者及家属，嘱其准备好止血敷料或加压敷料，遇到自发性大出血情况立即按压止血，并及时送医院急诊救治。

第九章

肠造口护理

一、概述

肠造口是指出于治疗目的，将一段肠管拉出腹壁外所做的人工回/结肠开口，粪便由此排出体外。留置造口是结直肠癌的重要辅助治疗手段，目的是肠道减压、疏通肠道、便于排泄。目前我国造口患者总人数已经超过100万人，每年新增约有10万人，未来造口患者人数仍呈不断增加的趋势。因肠造口手术改变患者大便的正常排出途径，严重影响其生活质量。良好的肠造口护理技术对患者重新树立信心，正确积极地应对造口后的生活，提高生活质量有重要作用。

肠造口护理技术包括肠造口定位、造口袋更换技术、肠造口周围皮肤评估技术、常见造口周围皮肤并发症的护理技术。肠造口护理技术旨在指导患者及家属学习造口护理相关知识，掌握评估造口周围皮肤情况和造口袋的更换方法，能理解和懂得选择合适的造口用品，及时预防、发现并处理造口周围皮肤并发症，帮助患者达到自我护理造口的目的，最终回归正常生活。

二、原理或机制

（1）根据患者手术类型、病情、生理、心理、社会、腹部条件等选择最合适的位置为肠造口定位，便于日后患者的护理。

（2）评估造口情况，及时发现和处理造口并发症。

（3）评估造口周围皮肤情况，根据造口周围皮肤损伤类型和严重程度，选用造口皮肤保护粉、湿性愈合敷料等产品修复皮肤组织损伤。

（4）应用造口用品及造口附件用品减少造口排泄物对周围皮肤的刺激。

（5）根据评估结果，制定针对性的健康教育方案，实现个体化的健康指导。

三、适应证

适用于任何类型的造口患者，包括结肠造口、回肠造口和尿路造口。

四、整体评估

（一）专科评估

（1）造口位置：右上腹、右下腹、左上腹、左下腹、上腹部、切口正中、脐部。

（2）造口类型：按时间可分为永久造口和临时造口，按开口模式可分为单腔造口、双口式造口、袢式造口和分离造口。

（3）造口颜色：正常造口为鲜红色，有光泽且湿润。颜色苍白提示贫血；暗红色或淡紫色提示缺血；黑褐色或黑色提示坏死。

（4）造口形状：可为圆形、椭圆形或不规则形。

（5）造口高度：造口理想高度为1~2cm。若过于平坦或回缩，易引起潮湿相关性皮肤损伤；若突出或脱垂，会造成佩戴困难或造口黏膜出血等并发症。

（6）造口大小：可用量尺测量造口基底部的宽度。若造口为圆形应测量直径，椭圆形宜测量最宽处和最窄处，不规则的可用图形来表示。

（7）黏膜皮肤缝合处：评估有无缝线松脱、分离、出血、增生等异常情况。

（8）造口周围皮肤：正常造口周围皮肤是颜色正常、完整的。若出现皮肤红、肿、破溃、水疱、皮疹等情况，应判断出现造口周围皮肤并发症的类型。

（9）排泄物：一般术后48~72h开始排泄，回肠造口最初为黏稠、黄绿色的黏液或水样便，逐渐过渡到褐色、糊样便；结肠造口排泄物为褐色、糊状或软便。若排泄物含有血性液体或术后5天仍无排气、排便等均为异常。

（二）其他评估

（1）一般情况评估：年龄、生活自理能力（手的灵活性、视力、听力情况）、工作及运动情况、文化背景、语言沟通理解能力等。

（2）家庭评估：家庭经济情况、社会支持状况，共同居住的家庭成员数量等。

（3）心理状态评估：患者对疾病知晓程度、造口接受度以及生活质量要求。

（4）腹部评估：腹部形状、腹部及全身皮肤情况。

五、肠造口护理技术

（一）术前肠造口定位

1.评估

（1）核对医嘱，了解将要进行的术式及术后肠造口类型。

（2）患者的生理、心理、社会情况、文化程度、职业、宗教背景、身体状况及合作程度。

（3）患者腹部外形、腹部手术病史等，平卧位、坐位和立位分别检查患者腹部情况。

2.操作前准备

（1）环境准备：光线充足，私密，温度适宜。

（2）用物准备：手术定位笔，皮肤保护膜（或者透明敷料6cm×7cm 1块），75%酒精（或者酒精棉片），棉签，肠造口模型。

（3）患者准备：排空二便，取平卧位。

3.肠造口定位技术

（1）寻找腹直肌边缘

患者去枕平卧，操作者一手托着患者头部，嘱患者眼看脚尖，使腹直肌收缩，另一手触诊寻找腹直肌边缘；用手术定位笔以虚线标出腹直肌的边缘。

（2）初步拟定肠造口位置

在腹直肌范围内初步拟定肠造口位置，采用手术定位笔画“X”或“O”标记。不同类型的肠造口定位方法如下：

①乙状结肠造口：方法一：在左下腹部脐与髂前上棘连线的中上1/3处腹直肌内选择合适的肠造口位置。方法二：脐部向左作一水平线，长约5cm，与脐部向下作垂直线长约5cm围成在腹直肌内的正方形区域，选择合适的肠造口位置。

②回肠造口：方法一：在右下腹部脐与髂前上棘连线的中上1/3处腹直肌内选择平坦合适的肠造口位置。方法二：脐部向右作一水平线，长约5cm，与脐部向下作垂直线长约5cm围成在腹直肌内的正方形区域，选择

平坦合适的肠造口位置。

③横结肠造口：在左上腹或右上腹以脐部和肋缘分别作一水平线，两线之间，且旁开腹中线5~7cm的腹直肌内的区域选择肠造口位置。

（3）确认最佳肠造口位置

患者分别取坐位或站立位，双腿自然下垂或立正，询问患者是否能看清楚腹部标识，同时观察拟定的肠造口位置情况，若拟定位置在皮肤皱褶处，需重新调整至最佳位置。

（4）做好定位标识

用手术定位笔画一个直径约为2cm的实心圆，用透明薄膜覆盖或喷洒皮肤保护膜1~2次。嘱患者不要用力擦洗标识。

（二）造口袋更换技术

1.评估

（1）评估患者的病情、年龄、意识状态及治疗目的、手术方式、手术日期、造口类型、造口周围皮肤完整性及造口有无异常情况。

（2）评估患者自理能力，如视力、体力和手的灵活性等。

（3）评估造口排泄物的量、颜色、性质、气味。

（4）评估造口位置及造口类型以及造口袋的稳固性。

2.充分告知

告知患者操作的目的、方法、操作过程中的配合要点和注意事项，鼓励家属和患者积极参与。

3.操作前准备

（1）环境准备：光线充足，私密，温度适宜。

（2）用物准备：伤口换药物品、干纸巾、软毛巾或湿纸巾、温水、造口用品（造口袋、测量尺、皮肤护肤粉、皮肤保护膜等，必要时备防漏膏）、垃圾袋或弯盘、必要时备垫单。

（3）患者准备：取半坐卧位或坐位、卧位。

4.操作技术

（1）去除旧造口袋

去除造口袋时应一手按压皮肤，一手轻轻揭开造口底盘，0°或180°自上而下慢慢去除。如去除困难可使用黏胶去除剂，避免用力去除造成皮肤损伤。

（2）清洁造口及周围皮肤

清洁造口可用纯水湿纸巾或软毛巾浸湿后由外向内轻轻擦洗，不可用力过大以免损伤造口黏膜引起出血。

由外向内清洗造口周围的皮肤后，用干纸巾吸干皮肤上的水分。

（3）观察造口底盘、造口黏膜及周围皮肤的情况

评估造口周围皮肤是否有红疹、皮损、过敏等，观察造口黏膜并测量高度，并观察造口底盘是否渗漏，坐位时造口周围皮肤是否平坦。

（4）处理皮肤及造口黏膜的异常情况

发现造口黏膜局部有出血或者皮肤上有损伤、过敏等现象，应对症处理。如果某些部位皮肤有凹陷或有皱褶，可用防漏膏/防漏片/可塑贴环将不平坦的皮肤垫平，再粘贴造口底盘。

（5）粘贴造口袋

①选择合适的造口袋：通常根据造口类型、造口时间、排泄物性状、经济情况、个人需求等因素综合选择适宜的造口袋。乙状结肠或降结肠造口排泄物多呈糊状或固体粪便，宜选择一件式、开口、透明的造口袋方便观察，康复期可根据喜好选择开口或闭口、不透明的一件式或两件式造口袋；横结肠造口排泄物呈糊状或半固体状，术后早期选择一件式底盘可裁剪范围较大、透明的开口袋，康复期可选择一件式或两件式开口袋；回肠

造口排泄物呈液体状或糊状粪便，排泄物呈液体状时可选用一件式泌尿造口袋连接床边尿袋收集，或者大容量造口袋收集，康复期可选择一件式或两件式开口造口袋。

②裁剪及粘贴造口袋：造口底盘剪裁的大小应以造口的形状或大小为标准再加0.2~0.3cm，避免摩擦造口黏膜。剪裁合适后，抚平边缘以免剪裁不齐的边缘损伤造口黏膜。然后揭去贴在底盘上的保护纸，对准造口由下向上粘贴。轻压造口底盘内圈和外圈，以确保造口底盘与皮肤完全贴稳。如为两件式造口产品，宜将开口端闭合后再与底盘扣合，并仔细检查扣合是否紧密。若患者支架管未拔除，若支架管可移动，粘贴底盘时先将造口底盘的纸剪断2~3段后按原位贴回，将支架管移向一边，一件式造口袋/两件式的底盘从此边放入，再将支架管移回，确保底盘摆放位置合适并贴稳；若支架管不可移动，且支架管长于造口直径，则需裁在底盘剪出两侧支架管缺口。

（6）收拾用物并做好记录。

5.注意事项

（1）更换下来的造口用物应放在垃圾袋内，不可扔马桶内。

（2）泌尿造口者睡觉时需接床边引流袋，防止尿液过满而逆流，影响造口袋粘贴的稳固性。

（3）回肠造口和泌尿造口者更换造口袋宜选择在清晨未进食之前，避免粪、尿流出影响造口袋的粘贴。结肠造口则根据患者排便习惯而定。

（4）造口袋中粪便超过1/3~1/2满时应及时排放。

（三）肠造口周围皮肤评估技术

1.操作技术

（1）揭除造口底盘后，评估肠造口周围皮肤，是否出现红疹、皮肤损伤或感染等，并判断可能的原因。

（2）评估造口排泄物的颜色、性质、量和气味。

（3）评估是否存在造口周围皮肤并发症，确定造口周围皮肤并发症的类型。

（4）应用造口周围皮肤评估和分类工具评估造口周围皮肤损伤的严重程度及范围。常用的肠造口周围皮肤评估工具包括肠造口周围皮肤评估工具（DET评分）、SCAS工具。

（5）记录造口周围皮肤评估情况，根据评估结果进行对症处理。

（四）造口周围皮肤并发症护理技术

1.造口周围皮肤刺激性皮炎的护理技术

刺激性皮炎发生常与以下原因有关，如造口高度和位置不理想、造口护理技能差、造口产品选用不当；造口周围皮肤不平坦，腹部膨隆，造口周围发生肠造口旁肿瘤复发、造口旁疝、增生、尿酸结晶等并发症；造口排泄物量大且不成形。

（1）评估：评估患者整体情况，如年龄、社会心理、病史、治疗经过、电解质、营养状况、沟通能力、配合性等，以及造口周围皮肤损伤程度，如损伤的范围、深度、伤口渗液、局部疼痛感。

（2）操作技术：① 协助患者取坐位或仰卧位，身下垫隔水治疗巾或塑料袋。②揭除造口底盘，查看造口底盘造口渗漏位置及累及范围。③用生理盐水清洗造口及周围皮肤，清洗完成后用纱布轻轻抹干，并评估造口及造口周围皮肤情况。④造口周围受损皮肤护理：损伤较为表浅，受累皮肤发红但表皮完整未破损时，可在造口周围皮肤上喷洒少量造口皮肤保护粉，均匀铺开后再喷洒皮肤保护膜，让皮肤表面形成保护屏障后粘贴造口袋；部分皮层损伤、创面少量渗出时，可直接粘贴超薄水胶体敷料或泡沫敷料，也可在局部喷洒少量造口皮肤保护粉，再喷洒皮肤保护膜，待干后重复2~3次；部分皮层损伤，创面大量渗出时，可在创面覆盖藻酸盐或亲水纤维敷料，敷料外覆盖超薄水胶体或泡沫敷料。⑤造口周围皮肤修正：造口周围皮肤不平坦，存在褶皱、瘢痕、凹陷时使用防漏膏或防漏贴环填平。⑥粘贴造口底盘：若患者出现造口低平，造口回缩，造口旁疝，造口周围腹壁内陷、腹壁松弛，造口周围皮肤褶皱、皮肤增生，造口排泄物为液体状等情况，则选用凸面底盘，粘贴凸面底盘后佩戴造口腰带。如底盘渗漏风险大，粘贴底盘前可在造口周围使用防漏膏围堵。

（3）健康教育：告知患者下次造口护理时间；指导患者造口底盘发生渗漏时及时更换；造口袋内排泄物满1/3及时倾倒；忌用碘酒、酒精等刺激性的消毒液清洗周围皮肤；均衡饮食，控制体重，肠造口患者发生腹泻时及时寻求专科医生进行止泻。

（4）注意事项：造口周围皮肤合并感染时谨慎使用水胶体或泡沫敷料封闭创面，以免加重感染；肠造口旁肿瘤复发、造口旁疝、增生、尿酸结晶等并发症发生导致造口底盘渗漏引发皮肤损伤时，无法单一应用本技术解决护理问题，需视情况转介医生处理。

2.造口周围皮肤过敏性皮炎的护理技术

（1）评估：①皮疹的部位仅限于过敏源接触部位，形状常与过敏源接触皮肤的形状一致。②皮肤红斑、丘疹、水肿、脱皮、水疱、色素沉着，严重程度一致。③局部皮肤瘙痒及烧灼感。④皮疹破溃渗液明显。⑤过敏反应剧烈时，身体其他部位可见皮疹、痒感。

（2）操作技术：①询问过敏史，并明确过敏源，必要时进行皮肤斑贴试验。②更换另一系列造口用品。③使用保护皮肤产品：皮肤保护膜。④局部可外涂类固醇药物，在粘贴底盘前将皮肤清洗干净，渗出严重的可用硼酸洗液湿敷20~30分钟，然后涂类固醇软膏，保留10~20分钟，再用清水洗干净，擦干后再贴造口袋。⑤若皮疹破溃，渗液明显者，先铺一层薄的藻酸盐敷料，再使用水胶体敷料覆盖后贴造口底盘。⑥必要时口服抗组胺药物可缓解瘙痒症状。⑦严重过敏者或治疗无效者转介皮肤科治疗。⑧过敏体质者做斑贴试验，排除过敏源，提早预防。⑨防漏膏过敏则不再使用防漏膏；腰带过敏则在使用腰带时内侧铺上棉质的手帕或毛巾，避免腰带与皮肤接触和减少摩擦。

（3）预防：①使用清水或温水清洗造口周围皮肤。不能使用碘伏、酒精等有机溶液来清洗。②选择合适、正规的造口袋及造口辅助用品，尽量使用带有保护胶的造口袋。③了解过敏史及用药史，如造口周围皮肤出现红点、红斑、丘疹，并伴有瘙痒时，要及时更换不同类型的造口袋及造口产品。

3.造口周围皮肤感染的护理

造口周围皮肤感染多由化脓性致病菌（葡萄球菌、链球菌、铜绿假单胞菌、念珠菌）侵犯表皮、真皮和皮下组织引起的炎症性疾病。临床上，造口周围皮肤感染以造口周围念珠菌感染、造口周围皮肤毛囊炎、造口周围皮肤脓肿、造口周围坏死性筋膜炎较为多见。

（1）整合评估

①患者评估：病情、基础疾病、用药史、年龄、意识状态及手术情况、造口类型、造口周围皮肤情况及伴随症状、全身症状。

②患者的自理能力评估：如视力、体力和手的灵活性等，更换造口袋的技巧。

③造口袋使用情况：目前使用型号、大小、更换频率、渗漏情况。

④病因分析及评估：造口周围念珠菌感染多见于患者免疫力差、长期使用抗生素类固醇药物或抑制细胞生长的药物。造口周围皮肤毛囊炎是因暴力撕除造口袋时，牵扯毛发或修剪造口周围皮肤毛发方法不当损伤毛囊所致。造口周围皮肤脓肿多因手术外翻缝合时全层缝合肠壁造口，肠造口周围皮肤破损，其创腔被粪水渗入，细菌感染导致的周围组织感染愈合困难。造口周围坏死性筋膜炎常为多种细菌协同作用，继发于腹部创伤、手术切口邻近区域（包括造口），亦可由臀部、会阴部感染波及，通常感染仅损害皮下组织和筋膜，较少累及腹壁肌肉。

⑤症状评估：造口周围念珠菌感染，造口周围全部或部分区域出现皮疹、局部皮肤出现红色和/或深色改变，伴有丘疹或脓疱，呈卫星样病灶（散在的红色区域），伴有烧灼感或痒，可伴有浸渍。造口周围皮肤毛囊炎，局限于毛囊口的化脓性炎症，初期表现为以毛囊为中心的红色丘疹样改变，处理不当可在数天内恶化，皮损中央出现脓疱，周围有红晕，脓疱干涸或破溃后可形成黄痂，脱落后一般不残留疤痕。撕除造口底盘时常有毛发拉扯的疼痛感。造口周围皮肤脓肿，造口周围皮

肤下成堆脓性物质，局部红、肿、压痛，伴有不同程度的皮肤破溃，可伴有全身感染。造口周围坏死性筋膜炎，早期局部皮肤出现压痛、肿胀、红斑、皮温升高，但疼痛与局部皮肤损伤的严重程度不一致；中期局部皮肤迅速出现苍白、青紫和坏死，表面常出现大小不一、散在的含血性液体的水疱或大疱，可发生重度皮肤缺血，出现水疱或大疱，疼痛加重并出现发热、脱水、意识淡漠等全身中毒症状；后期会出现皮肤发黑，皮下组织和浅筋膜、深筋膜呈进行性、广泛性坏死液化，并出现休克、凝血功能障碍、MODS等严重并发症。

（2）操作前准备

①环境准备：光线充足，私密，温度适宜。

②用物准备：包括伤口换药物品和造口护理用品。伤口换药物品有无菌换药碗、无菌纱布、棉球、无菌剪刀、无菌血管钳或镊子、生理盐水、碘伏或0.1%安多福消毒液、医用胶布、伤口敷料（根据伤口评估情况选择）、抗菌制剂（遵医嘱）、垃圾袋、弯盘。造口护理用品有干纸巾、软毛巾或湿纸巾、温水（使用软毛巾时）、造口用品[造口袋（根据造口类型选择合适型号）、测量尺、护肤粉、保护膜，黏胶去除剂、防漏膏（按需）、

防漏皮（按需）等]、垫单（必要时）。

③患者准备：取平卧位或半坐卧位。

④充分告知：造口周围皮肤感染的类型、可能的病因、严重程度，大致处理方法及注意事项和配合要点、必要的心理支持，视实际情况鼓励患者及家属适当参与处理过程。

（3）造口周围念珠菌感染处理技术

①造口周围皮肤处理：用2%碳酸氢钠溶液清洁局部皮肤；局部应用抗真菌类药物，如克霉唑乳剂或甲硝唑乳剂等，每日2~3次。使用乳剂或霜剂局部保留10~15分钟后清洗局部皮肤否则影响造口袋粘贴。如使用制霉菌素粉剂则可不影响造口袋粘贴。

②造口护理：护理方法见“造口袋更换技术”。

（4）造口周围皮肤毛囊炎处理技术

①造口周围皮肤保护：指导正确剃除毛发的方法，尽量使用剪刀将毛发剪平，不可使用剃刀损伤毛囊。更换底盘时，应一手按压皮肤，一手缓慢撕除底盘；若粘贴过紧，不易撕除时，可使用粘胶去除剂。避免使用过多黏性过强的防漏膏。

②毛囊炎处理：皮损初期（红色毛囊性丘疹）可使

用碘伏消毒液消毒后，应用生理盐水将残留的碘剂清洗干净，纱布抹干，选用藻酸盐或亲水性纤维敷料覆盖破损处后再粘贴水胶体敷料，最后粘贴造口底盘。如渗液少，也可以使用皮肤保护粉进行处理。皮损进展期（毛囊出现脓疱）可应明确是否有霉菌或金黄色葡萄球菌感染，并针对其菌种使用银离子敷料或按医嘱使用抗生素进行处理后再粘贴造口袋。用药前宜先使用碘伏消毒液消毒，用棉签将脓疱内的液体挤压出来。注意排泄物的有效收集，以免排泄物污染创面而加重感染。

（5）造口周围皮肤脓肿处理技术

①局部伤口处理：用碘伏消毒伤口及周围皮肤后，适当扩创，在脓肿波动最明显处适当拆除缝线挤出脓液。清除脓腔内坏死组织后彻底清洁、选用高渗盐敷料或优妥银离子充分引流，抗感染。加强伤口周围皮肤保护。根据伤口及感染控制情况，选用藻酸盐敷料或亲水纤维敷料促进肉芽生长及愈合。

②造口护理：护理方法见“造口袋更换技术”。若伤口处于扩创引流阶段，可使用纱布覆盖后，选用透明敷料或有边型泡沫敷料保护后再粘贴造口底盘，保护伤口局部皮肤。若伤口处于肉芽生长，促进愈合阶段，可

粘贴水胶体或其他皮肤保护材料如防漏皮，靠近造口边缘处使用防漏膏保护，再粘贴造口底盘。

（6）造口周围坏死性筋膜炎处理技术

①局部伤口处理：用碘伏或0.1%安多福消毒，采用保守锐性清创剪除疏松坏死组织。生理盐水棉球清洗伤口后用无菌纱布抹干，再选择具备一定吸收性的抗菌敷料如藻酸盐银离子、亲水纤维银离子抗感染。伤口周围其余发红区域可涂抹聚维酮碘乳膏后外层予无菌纱布保护。后期根据感染控制及伤口情况，选用藻酸盐敷料或亲水纤维敷料促进肉芽生长及愈合。

②造口护理：护理方法见“造口袋更换技术”。伤口抗感染阶段，内层敷料可选择水胶体敷料或其他皮肤保护材料如防漏皮，保护材料建议覆盖近造口位置的2/3，避免完全覆盖形成密闭环境不利于感染控制，靠近造口边缘处使用防漏膏保护后再粘贴造口底盘。伤口肉芽生长、促进愈合阶段，可粘贴水胶体或其他皮肤保护材料如防漏皮，靠近造口边缘处使用防漏膏保护，再粘贴造口底盘。

第十章

淋巴水肿护理

一、概述

淋巴水肿是由于淋巴循环障碍导致淋巴液在组织间隙滞留所引起组织水肿、慢性炎症、组织纤维化及脂肪沉积等一系列的病理改变，是一种慢性、进行性发展，且目前尚不能根治的疾病。据世界卫生组织统计，淋巴水肿在常见疾病中排第11位，在致残类疾病中排第2位。当前，世界范围内约有1.4亿~2.5亿淋巴水肿患者，我国淋巴水肿人数估计超过1000万，且以每年数万例速度增长。淋巴水肿分为原发性和继发性两大类，发病原因和病理机制不同，临床体征各异。丝虫性淋巴水肿曾经是继发性淋巴水肿中的主要类型，但在我国本土已经多年没有新发病例。随着我国恶性肿瘤发病人数的不断攀升，癌症治疗相关的淋巴水肿已经成为继发性淋巴水肿的主要类型。

继发性淋巴水肿的发病原因有肿瘤手术、炎症、放射性治疗、外伤、肿瘤转移等。淋巴结和淋巴管受损后，导致淋巴系统功能不全，淋巴液回流受阻而滞留在组织中是继发性淋巴水肿发生的病理基础。其中以乳腺癌相关的淋巴水肿和妇科癌症相关的下肢淋巴水肿最为常见，发生率分别为14%~40%和1.2%~47.1%。淋巴水肿表现为患肢增粗、纤维化、皮肤变硬，且常伴随疼痛、肿胀、麻木等不适症状，导致患者出现焦虑、抑郁等负性情绪，还会继发感染，甚至癌变，严重降低患者的生活质量。此外，淋巴水肿以及潜在感染的治疗加重患者的医疗经济负担，因此应该采取积极的预防及干预措施。目前淋巴水肿虽无法根治，但可以通过正确的治疗与管理得到缓解。

二、发生机制

（一）淋巴系统的组成

淋巴系统由淋巴器官、淋巴管道和淋巴组织组成，其被筋膜分隔为浅层淋巴系统和深层淋巴系统。浅层（筋膜上）负责皮肤和皮下组织的引流；深层（筋膜下）负责肌肉组织、肌腱鞘、神经组织、骨膜和关节的引流。浅淋巴管埋于皮下脂肪组织中；深淋巴管通常与血管伴行，聚集于同一筋膜中。深、浅淋巴管通过穿支相连。

（二）淋巴系统的功能

淋巴系统是循环系统的一部分，也是心血管系统的辅助系统。淋巴系统的主要功能是回收并运输从血液循环系统中渗出的组织液，使之从细胞间隙回到静脉系统。当淋巴系统的运送容量（TC）大于淋巴系统对水和蛋白质的负载量（LL）时，淋巴系统的功能是正常的，反之则发生淋巴功能不全，引起组织水肿（局部或全身）。当功能性或器质性原因引起淋巴系统受损时，淋巴系统无法对正常淋巴负载量（TC<正常LL）或无法对体液和蛋白质的淋巴负载量增加做出相应的反应，水和蛋白质将不能从组织中运送出，将导致高浓度蛋白质液体在皮肤间质细胞间或组织间积聚，从而出现局部或全身高蛋白水肿或淋巴水肿。涉及淋巴系统的手术、辐射、创伤、炎症等器质性原因以及某些药物、寄生虫（丝虫病）引起的淋巴管麻痹等，均可导致淋巴系统功能不全。

三、淋巴水肿的诊断

1.临床表现

（1）水肿相关症状：发胀、发沉、发痒、发紧等；

（2）水肿特征：stemmer征、pitting征；

（3）皮肤变化：水肿、皮温、颜色、纤维化、褶皱、增厚等。

2.客观测量

包括周径测量、水置换法、影像学检查，其中影像学检查如淋巴闪烁造影、磁共振淋巴造影、近红外荧光淋巴造影、超声检查等。

3.鉴别诊断

（1）静脉性水肿：慢性静脉瓣膜功能不全以及慢性静脉曲张引起的水肿，常累及双下肢，伴有色素沉着，皮下组织增生，表皮薄。

（2）脂肪性水肿：指脂肪在皮下组织中异常蓄积，脂肪组织的增生与肥厚，血管的通透性和脆弱性增加，液体和蛋白质在皮下组织的积累，往往与患者肥胖体型有关，同时合并体位性水肿。多见于女性，最常呈现双侧下肢对称性增粗，一般手足不累及，但常伴疼痛。

四、淋巴水肿的评估

（一）评估原则

全面评估是为淋巴水肿患者制定正确的治疗护理计划的关键。全面评估既包括对患者身体、心理、社会支持、相关治疗用药、经济情况的整体评估，也包括对水肿部位的局部评估。同时，还需要持续评估患者在治疗护理过程中水肿的变化情况，持续评估结果则反应患者淋巴水肿治疗护理的效果。根据淋巴水肿实践指南，需要在治疗后1个月、3个月、6个月、1年对淋巴水肿患者进行定期随访，之后建议每年行定期随访。每次随访时进行全面评估。

（二）整体评估

1.患者一般资料评估

年龄、性别、文化程度、职业、婚姻状况等。

2.身体及相关疾病评估

BMI、血压、脉搏、是否有基础疾病如高血压、糖尿病、动脉疾患、哮喘等，能否自理，有无物品接触过敏等，现用药物情况等。

3.治疗禁忌证评估

有无深静脉血栓形成、肾衰竭、慢性心衰、急性感染、活动期未治疗癌以及不明原因的肿胀。

4.社会支持评估

目前工作状态，有无照顾者等。

5.心理状况评估

有无精神疾病及用药情况，目前是否存在焦虑、抑郁等不良情绪。

6.经济情况评估

有无经济支持接受水肿治疗。

7.其他评估

患者的期望、依从性、学习能力。

（三）局部评估

1.水肿相关情况评估

患者水肿首次出现的时间、部位；水肿持续时间、进展的速度；水肿发生前有无明显诱因；水肿部位皮肤变化，有无发胀、发沉、麻木、无力、疼痛等不适感；有无丹毒、蜂窝织炎等感染病史。

2.水肿部位皮肤相关情况评估

皮肤是否完整、有无渗液；皮肤颜色、温度、湿度、软硬程度；皮肤褶皱、纤维化；有无触痛、疤痕等。

3.水肿相关特征评估

Stemmer征是否阳性，Pitting征是否阳性。

4.水肿严重程度评估

根据2013版国际淋巴协会淋巴水肿分期。

5.身体功能活动评估

关节活动度、肌肉力量、姿势、步态等。

6.感觉功能评估

上肢评估如手指、指关节、手掌、手背、前臂、上臂是否感觉异常，腋前、上躯干（前、后、乳、肩胛）是否感觉异常；下肢评估如足背、足弓、足踝、小腿区域、膝、腘窝、大腿区域、臀、后躯干等是否感觉异常。

五、淋巴水肿的预防及护理

（一）淋巴水肿的预防

1.坚持运动

（1）术后早期进行恢复关节活动度的运动。

（2）恢复期适度进行有氧运动，如每周大于等于150min中等强度有氧运动或者75min高强度有氧运动；快步走、慢跑、骑自行车、爬山、跳舞、爬楼梯、游泳、普拉提等。

（3）可在康复治疗师或专科护士指导下进行渐进式抗阻力运动。

2.加强皮肤保护

（1）水肿部位避免注射、抽血、测血压、推拿、拔罐等。

（2）不建议美甲，修剪指、趾甲时避免修剪指、趾甲的角质层。

（3）进行可能损伤皮肤的活动时，建议戴手套、穿长衣长裤，避免穿带洞的运动鞋。

（4）尽量避免水肿部位皮肤受伤，受伤后需及时处理伤口，注意观察有无感染迹象。

3.注意饮食，控制体重

（1）无需特殊饮食，健康和均衡的饮食即可。

（2）术后及淋巴水肿高危患者应保持合理体重。

4.日常生活管理

（1）避免穿过紧的衣服（紧袖、裤口，紧内衣裤、松紧带等），避免佩戴过紧的首饰。

（2）水肿部位避免热敷或用力地按摩，避免盲目粘贴膏药、纱布等。

5.定期进行水肿围度监测

周径测量法是临床监测水肿最简单、常用的有效方法。肢体周径等间距测量，上肢间距常为3cm、4cm、5cm或10cm等距，上肢起点为尺骨茎突或鹰嘴，下肢间距常为10cm等距，起点常为足跟或足踝。手足肿胀者增加掌指关节、虎口、足背等部位的测量，每个位点可测2次，取平均值。

6.高危淋巴水肿患者的预防措施

（1）教会患者进行手法淋巴引流，3次/天，15 min/次。

（2）指导患者患肢佩戴弹力袖/腿套。

（3）嘱患者在康复治疗师或专科护士指导下进行渐

进式抗阻力运动。

（二）淋巴水肿的护理

目前，淋巴水肿尚无根治方法，综合消肿疗法（complete decongestive therapy，CDT）是应用最久、适用性最广、疗效最为肯定的保守治疗手段，是国际公认的淋巴水肿治疗“金标准”，分为以治疗师为主导的强化治疗阶段和以患者/照顾者为主导的居家自我维持阶段。

1.皮肤护理

（1）排除并发症：询问皮肤感染史，观察患者皮肤有无角化、真菌感染、淋巴液漏、溃疡、淋巴管炎等并发症，优先处理皮肤并发症。

（2）清洗：皮肤完整的水肿部位，可每日用温度适宜的清水或使用pH值中性/弱酸性洗护用品进行清洗，注意褶皱处皮肤的清洁，清洗完毕后用软毛巾轻柔的擦干。

（3）润肤：保持皮肤适宜的湿度，可使用植物成分的护肤品或淋巴水肿专用护肤产品；避免使用含香精、防腐剂、矿物质、凡士林的护肤产品，以免引起皮肤干燥、过敏等不适。

2.手法淋巴引流

（1）操作基本原则：①操作顺序：先刺激最接近静脉角和淋巴结组的区域，按照从近心端到远心端的顺序进行治疗操作。②引流方向：以解剖学为基础，遵循淋巴回流的方向。如果正常淋巴回流方向受阻，则根据情况改变引流方向。③抚摩力度：抚摩力度要轻柔，力度类似抚摸新生儿头部时用的力；纤维化严重的部位，可适当增加力度。④抚摩间隔时间：每一次抚摩包括施压期和减压期，施压期用力应持续至少1秒钟，每个部位重复5~7次。

（2）引流抚摩的基本手法：①静止圆式：适用于身体任何部位。治疗师手指或全掌与患者皮肤接触，按椭圆形牵拉患者皮肤，可以单手或双手（交替或同时）进行。施压期，沿着淋巴引流方向画半圆（顺时针或逆时针均可）；减压期，施力手放松，但保持与患者皮肤接触，释放压力。②压（泵）送式：主要适用于四肢，是动态手法，可单手或双手交替进行。施压期，手腕微曲，拇指与食指及虎口部位与患者皮肤接触，手腕做桡偏运动，伸展手腕，力度先增加、后减小，当全部手掌接触患者皮肤时，患者皮肤牵拉幅度达到最大，操作过程中注意沿着淋巴回流方向施加压力。减压期，治疗师手部向肢体近端滑动（不用力）约半个手掌宽度。③铲式：适用于四肢，螺旋状、动态手法，可单手或双手交替进行。施压期，治疗师手掌呈尺偏姿势，手臂旋前，将手放在患者皮肤上（与集合淋巴管通路垂直）。食指和拇指及虎口部位接触患者皮肤，以螺旋状方式向肢体近端方向滑动。滑动过程中，逐渐增加力度，手掌和手指掌侧面与患者皮肤接触。治疗师手掌与患者皮肤表面完全接触时，力度达到最大值。手掌保持接触，手指呈扇形滑过皮肤，力度逐渐降低，直至与肢体平行。减压期，治疗师向患者肢体近端移动一个手掌的距离。④旋转式：适用于大面积皮肤表面，主要是躯干部位，可单手或双手（同时或交替）进行。施压期，治疗师手腕抬高，手下垂放在患者皮肤表面，与集合淋巴管通路保持平行。手腕屈曲，拇指约呈90°外展，所有指尖与皮肤保持接触手掌以椭圆形运动作用于皮肤。当治疗师的手完全接触患者皮肤时，手保持伸展状态，拇指内收。减压期，治疗师的手腕回到屈曲状态，手指沿着引流方向轻轻滑动，保持皮肤接触，直至拇指约呈90°外展。

（3）肢体淋巴水肿徒手引流操作具体内容：①上

肢：患者仰卧位，治疗师位于患者一侧。在腋窝淋巴结静止画圆；双手在上臂内侧向腋窝静止画圆；双手在三角肌前后方向腋窝淋巴结方向静止画圆；在上臂掌面外侧进行泵送手法；在肘内外和肘窝向近心端静止画圆；从腕部向肘部使用泵送、铲式、静止画圆等手法抚摩；手部顺着淋巴回流方向静止画圆。②下肢：患者仰/俯卧位，治疗师位于患者一侧。在腹股沟淋巴结静止画圆；在大腿内侧中央静止画圆，然后联合泵送手法抚摩；大腿内侧、外侧交替做泵送和静止画圆，向腹股沟方向抚摩；膝关节上方向腹股沟做泵送手法；在腘窝淋巴结、膝盖中央、腓骨下区域做静止画圆；小腿区域可用泵送、铲式、静止画圆等手法抚摩；足部顺着淋巴回流方向静止画圆。

（4）操作注意事项：①手法引流时，手与患者皮肤直接接触，注意手的温度，避免摩擦力。②抚摩力度应轻柔，速度应缓慢。③患者餐前、餐后、睡前1小时内以及饥饿状态下不宜进行手法引流。④患者应剪短指甲、取下戒指、手链、手表等饰物，着宽松衣服，身心放松。⑤双侧肢体水肿时，不建议同时治疗，优先治疗水肿更严重的肢体。

3.压力治疗

（1）压力治疗材料：多层低弹力绷带包扎系统包括管状绷带、固定绷带、衬垫材料和低弹性压力绷带。其中管状绷带通常是棉质或棉-粘纤维材料制成，可保护皮肤并吸收汗水和多余水分；固定绷带包扎手指或脚趾关节，使用宽4~5cm的网状弹性绷带，减少或防止手指/脚趾的肿胀；衬垫层多为聚氨酯泡沫衬垫或软棉衬垫，降低局部压力，减少摩擦，保护皮肤和组织；低弹性压力绷带（低延展性压力绷带）可拉伸长度不超过100%，按照6cm、8cm、10cm、12cm的宽度标准制作，可促进深部静脉和淋巴回流。

（2）绷带包扎步骤：①包扎管状绷带层：使用棉质或棉-粘纤维质管状绷带，剪取长短合适，上肢水肿须在虎口处剪小口套入大拇指，下肢无须此操作。整个肢体套上管状绷带，上肢包扎手背至腋下皮肤，下肢包扎脚背至腹股沟处皮肤，此层不加压。②缠绕网状绷带层：使用宽4cm的指部网状绷带包扎手指/手背、脚趾/脚背，沿着每个指/趾部的长度缠绕数层，上肢每个手指绷带包扎后都在腕部缠绕1圈固定，下肢都在趾根部缠绕1圈固定，此层不加压。指/趾甲和掌心应外露。③包扎衬垫层：用聚氨酯泡沫衬垫或软棉衬垫等包扎患侧肢体，从远心端向近心端缠绕直至患肢根部，此层不加压。④包扎低弹性压力绷带层：使用低弹性压力绷带包扎手掌/前臂/上臂、脚掌/小腿/大腿，注意关节处使用交叉包扎，包扎压力从肢体远心端到近心端逐渐递减。手掌至前臂以及脚掌至小腿采用压力绷带做八字形包扎，上臂及大腿做环形包扎，最后用胶带固定。

（3）压力治疗注意事项：①按照淋巴水肿治疗师制定的压力治疗方案执行。一般情况下，强化治疗阶段每天需佩戴绷带应不少于23小时，可根据患者病情酌情加减。②绷带包扎时注意使关节处于功能位，做好固定，保证患者活动时不影响肢体活动，不滑脱。③绷带缠绕时施加的拉力不宜过大，均匀拉伸绷带使其紧密贴合皮肤，调控好压力的大小，使其形成自远心端向近心端递减的压力梯度，保证治疗效果。④注意肢体较细、皮肤薄弱或关节部位，可在局部放置适量减压材料，以免造成压力性损伤。⑤佩戴压力器具后，须注意有无不适，肢体末端血运情况，若出现头晕、心慌、疼痛、皮肤青紫、皮肤发红、破损、瘙痒等不适，及时取下压力器具并就诊。⑥压力器具不可随意裁剪，且有使用期限，日常需注意维护，建议使用中性洗涤液清洗，自然晾干；避免用力拧干、在阳光下暴晒、烘干等。

4.功能锻炼

（1）功能锻炼基本原则：①运动计划：在淋巴水肿治疗师指导下制定适合患者病情，并符合其兴趣爱好的运动计划；运动应循序渐进，谨慎增加，如遇疼痛、肿胀等不适及时停止。②运动前评估：评估患者身体状况，肢体关节活动度和肢体功能；有无运动禁忌证，如重度疲乏、贫血、感染活动期、病情恶化、共济失调等。③运动前准备：所有运动应在穿着压力器具的基础上进行。运动前能先进行手法引流效果更佳。④运动时间及强度：建议日间或光线充足时运动，餐后应间隔半小时以上再开始运动；每日进行分次运动，每次运动15~20分钟，期间进行充分休息、补充水分；强度以患者不感到疲劳为宜。

（2）运动强度及方式：①低强度：运动时呼吸无明显改变，如散步、瑜伽、太极等。②中等强度：运动时呼吸、心率加快，感觉身体变暖，如快走、慢跑、跳舞、骑自行车、游泳等。③高强度：运动时心率更快，呼吸急促，如跑步、快速蹬车、做健身操、比赛训练等。

（3）功能锻炼的注意事项：①在遵循功能锻炼的基本原则下，坚持完成功能锻炼计划。②锻炼次数不限，但应遵循灵活、适度、循序渐进的原则，运动间歇期要充分休息，适当补充水分，避免疲劳。③建议有氧运动每周至少达到150分钟。④避免在过冷或过热的极端环境中锻炼。⑤在锻炼过程中、锻炼完成后密切观察水肿部位，如有异常及时向治疗师咨询。

（三）压力衣的应用

1.压力衣的适用范围

（1）适应证：①潜伏期水肿或轻度水肿，肢体形状正常或接近正常。②用于强化治疗后的维持治疗阶段。③患者有足够灵活性穿戴和脱下压力衣。

（2）禁忌证：①压力衣使用的禁忌证同淋巴水肿压力治疗的禁忌证。②肢体形状不规则。③皮肤纤维化。

2.压力衣的选择

压力衣类型包括弹力手套、弹力袖套、弹力袜等，还有适合身体特定部位的弹力衣（例如弹力胸罩或背心）。弹力衣有不同尺寸、针织方式（圆织、平织）、风格、压力等级（或类别）及材料可供选择。患者可购买标准尺寸的成衣，也可量身定做。建议在专业淋巴水肿治疗师指导下购买及应用弹力衣。

3.压力衣的佩戴

（1）穿着压力袖套：①将袖套向外翻出至手腕处，如果是不带手掌的袖套则外翻至中段。②把袖套套在上肢并调整至舒适状态。③按照手臂的方向向上缓慢回翻并上拉，直至均匀覆盖至整个上臂。④穿好后将袖套贴身拉平，没有皱褶。⑤切记不能直接拉扯袖套的边缘接缝处。

（2）穿着压力袜：①将手伸进压力袜中并翻转至内面，然后以一只手轻轻伸入压力袜中，用手抓住压力袜脚趾处往上拉，形成一个袋状。②用双手将压力袜平顺地套入脚趾，拉至脚跟处并对准脚跟，然后再调整脚趾部分，使之完全服帖。③用手指指腹握住反面织带口，将压力袜顺势往上拉过脚踝并平顺地翻成正面，拉至小腿处。④用双手缓慢将压力袜拉至膝盖下方，并适时调整皱褶，使之平顺服帖于小腿上。⑤切记不能直接拉扯压力袜的边缘接缝处。

4.压力衣的保养

（1）在穿着时最好使用橡皮手套、袜套助穿器。

（2）不能干洗，可水洗，水温低于40℃。

(3) 使用中性洗涤剂或中性肥皂，不可用洗衣粉、柔顺剂。

(4) 空气流通处晾干，不可暴晒，不可烘干。

(5) 避免硬物损坏弹性袜。

(6) 不要剪去或牵拉突出的线头。

(四) 可调节压力服的应用

可调节加压服（也被称为魔术贴加压服）通常由包裹肢体的短拉伸或无弹性的毛毡状织物及起固定作用的多个重叠的魔术贴带子组成。可调节加压服佩戴比传统加压绷带更加简便，治疗师、患者或护理人员均可进行调整。近年来在淋巴水肿压力治疗中应用较多。

1.应用基本原理

可调压力服基于魔术贴原理，使用无弹力、可调节的粘扣实现压力梯度。可调节加压服可以替代压力绷带单独使用，当传统加压服无法充分控制水肿的情况下，可以与传统加压服同时使用。

2.适用范围

(1) 适应证：①CDT强化治疗阶段和维持治疗阶段均适用。②适用于不规则的肢体，可以不断调整，直到贴合肢体的形状。通过调节可提供对肢体包裹的量身定制。③适用于无法灵活穿戴传统加压服及皮肤脆弱的患者，避免患者穿脱传统加压服时受伤。④为无法适应穿戴传统加压服或处于疾病姑息期患者提供支持，控制水肿。⑤可用于不能每天前往诊所进行加压包扎的患者。⑥可用于活动能力降低的患者，因为可调节加压服比多层加压绷带重量轻，体积小。

（2）禁忌证：可调节加压服使用的禁忌证同淋巴水肿压力治疗的禁忌证。

3.可调节压力服的保养

可调节加压服生产厂家不同则保养方法各不相同，应遵循使用产品的说明书进行保养。可调节加压服应该穿在棉质内衬上，不需要每天清洗。大多数可调节加压服可以机洗，但一些较厚、较硬的材质需要手洗，所有均需自然风干。

六、淋巴水肿患者的自我管理

（1）学习淋巴水肿相关知识，如病因、危险因素、预防措施、症状和体征等。

（2）积极预防淋巴水肿，包括坚持运动、加强皮肤保护、控制体重、定期监测患肢等。

（3）促进淋巴液回流，在方便的时候抬高患肢，遵医嘱进行居家自我淋巴引流、佩戴压力工具，术后按摩瘢痕组织。

（4）自我监测，自我监测患肢有无肿胀、疼痛、麻木、发红、发热和皮肤破损等异常变化，及时报告变化；观察患肢皮肤感染的迹象和症状。

（5）心理调节与适应，自我调节以应对疾病带来的负性情绪；利用家庭资源来帮助自己预防和管理淋巴水肿；主动与专业人员沟通，寻求支持和帮助。

第十一章

血管通路护理

一、经外周静脉置入中心静脉导管（PICC）

（一）PICC概述

经外周静脉置入中心静脉导管（peripherally inserted central catheters，PICC）是指经外周静脉（贵要静脉、头静脉、肱静脉等）穿刺置入，导管尖端送达上腔/下腔静脉的导管。

（二）PICC技术发展

1.传统穿刺法

又称盲穿，采用肉眼直视和触摸估计的方法对血管进行评估后穿刺置管，此方法对置管血管条件要求较高，组织损伤较大，置管后并发症较多。

2.改良塞丁格技术（modified seldinger technique，MST）

MST是用小号穿刺针或套管针进行静脉穿刺，通过插管鞘置入PICC到预测量的长度。此方法穿刺部位多在前臂，组织损伤较小，但置管后并发症仍较多。

3.超声导引下结合改良塞丁格技术

此方法是在血管超声屏幕上直视血管并结合采用MST进行PICC置管，在国内外已成为一项常规操作方法。

4.隧道式穿刺技术

隧道式PICC（tunnel peripherally inserted central catheter，TPICC）置管技术将隧道技术用于PICC置管，国内外学者相继采用血管钳、穿刺针、套管针及隧道针等结合超声引导等方法建立隧道，该方法可有效降低导管相关感染、血栓等并发症的发生。

（三）PICC置管的适应证

适用于但不仅限于以下情况：①需要长期静脉治疗，如补液或疼痛治疗时；②缺乏外周静脉通路；③需要反复输入刺激性药物（如化疗药物）。④需要输入高渗或黏稠的液体（如TPN）；⑤需要使用压力泵或加压输液（适用于耐高压PICC导管）；⑥需要反复输入血液制品；⑦患者自愿选择或知情同意。

接受乳房根治术或腋下淋巴结清扫的术侧肢体、锁骨下淋巴结肿大或有肿块侧、安装起搏器侧不宜进行同侧置管；患有上腔静脉压迫综合征的患者不宜进行上肢置管；放疗部位不宜进行置管。有血栓史、血管手术史的静脉不应进行置管；已知或怀疑患者对导管所含成分过敏者不应进行置管。

（四）PICC的置管要点

1.穿刺静脉的选择

尽量选择粗直、弹性好的静脉，适宜放置PICC的静脉包括贵要静脉（首选）、肱静脉、头静脉和肘正中静脉。

2.导管预置长度的体外测量

（1）测量臂围：用软尺测量肘窝以上10cm处双侧臂围并记录。

（2）测量预置导管长度：患者平卧，预穿刺侧手臂外展与躯干呈90°，从静脉穿刺点沿选定的静脉通路走向，横过肩部至胸骨切迹右缘，再向下达第三肋间隙。

3.严格无菌操作

（1）皮肤消毒：选择符合国家规范的消毒剂，以穿刺点为中心整臂消毒，自然待干。

（2）建立最大无菌屏障：操作者戴工作圆帽、医用外科口罩，穿无菌手术衣或隔离衣、戴无菌手套，患者手臂下铺无菌治疗巾、穿刺点局部铺孔巾、无菌大单覆盖患者全身。

（3）操作过程中严格执行无菌非接触技术。

4.导管尖端定位

（1）导管尖端位置：上肢置管的PICC导管尖端位

置应位于上腔静脉下1/3段或上腔静脉与右心房交界处（cavoatrial junction，CAJ）。下肢置管的导管尖端位置应位于下腔静脉膈肌水平处。

（2）导管尖端定位方法：①使用腔内心电图法追踪导管尖端位置至CAJ。使用前，应评估患者既往是否有心律失常史和心电图P波。该方法不适合包括心电图无P波或异常P波的患者，如装有心脏起搏器、心房颤动、室上性心动过速。②X线胸片定位：建议以气管隆凸作为判断标准之一，隆凸下4cm或2个胸椎椎体作为判定导管尖端位置的标准。应由放射诊断科医生负责诊断X线胸片的定位报告。

5.PICC置管操作流程（见图5）

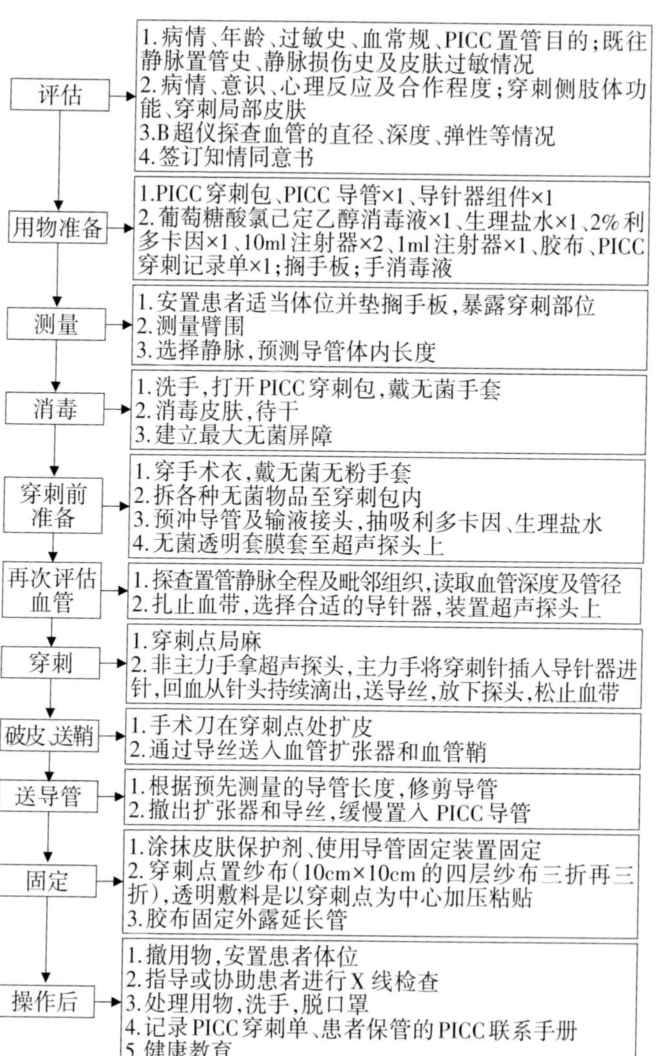

图5 超声引导下赛丁格PICC置管（POWER导管）操作流程图

(五) PICC的维护要点

PICC可留置1年，需至少每周维护一次。

1.评估

穿刺部位是否有红、肿、痛，导管是否有回血，臂围变化，导管留置需求等，并询问患者感受。

2.冲管与封管

(1) 方法：每次导管使用前或维护时，宜通过抽回血与冲管评估导管功能；导管每次使用前后或不相容的药液输注之间需要冲管，导管暂停使用前都应脉冲冲管和正压封管；治疗间隙期建议每周冲封管1次。

(2) 操作要点：冲管必须使用10ml直径以上的注射器（耐高压导管除外）。冲管液可以选择生理盐水，如有配伍禁忌，可先用5%葡萄糖溶液冲洗，再用生理盐水冲洗导管。冲管液需要10~20ml，在抽血或输血或输注其他黏稠性液体后，需使用更大体积的冲洗液。必须用脉冲方式冲管正压封管，封管液选择0~10U/ml的肝素盐水。

3.更换输液接头

(1) 频率：5~7天更换一次。接头取下后、接头完整性受损时或有药物、血迹等残留无法冲洗干净时需立即更换。

（2）操作要点：先预冲输液接头，与导管连接前，可使用葡萄糖酸氯己定乙醇、70%的乙醇对导管连接口全方位擦拭。

4.更换敷料

（1）种类与更换频率：推荐使用透明敷料，每周更换1次。如患者多汗、置管部位有渗血、渗液或对透明敷料过敏时，选择纱布敷料，需48小时更换1次。PICC新置入后需在穿刺点使用无菌纱布加压，并用透明敷料覆盖，24小时内更换。

（2）操作要点：①由四周向中心揭开贴膜后再从下向上小心移除贴膜，切忌将导管带出体外；②严格消毒穿刺点周围皮肤及贴膜内导管、延长管等，范围至少达到直径15cm；③使用10cm×12cm的透明贴膜，以穿刺点为中心，覆盖全部体外部分导管，无张力性手法粘贴。

5.患者教育

（1）保持局部清洁干燥，不要擅自撕下或修剪贴膜。

（2）置管后，不影响从事一般性日常工作、家务劳动、体育锻炼，但需避免使用置管侧手臂提过重的物品或做引体向上等持重锻炼。

（3）可以淋浴，避免游泳、盆浴，淋浴时使用PICC专用防水护套或用塑料保鲜膜在贴膜处环绕2~3圈，淋浴后检查贴膜下有无浸水。

（4）导管需按时进行维护。

（5）如出现以下情况，需及时联系医护人员：穿刺部位异常（如红、肿、疼、渗出等）、不明原因体温升高（超过38℃）、置管侧手臂或腋窝等肿胀不适、敷料潮湿破损等、输液时疼痛或速度改变等。

（6）非耐高压型PICC不能用于CT或MRI等检查造影剂的高压注射。

6.PICC维护操作流程

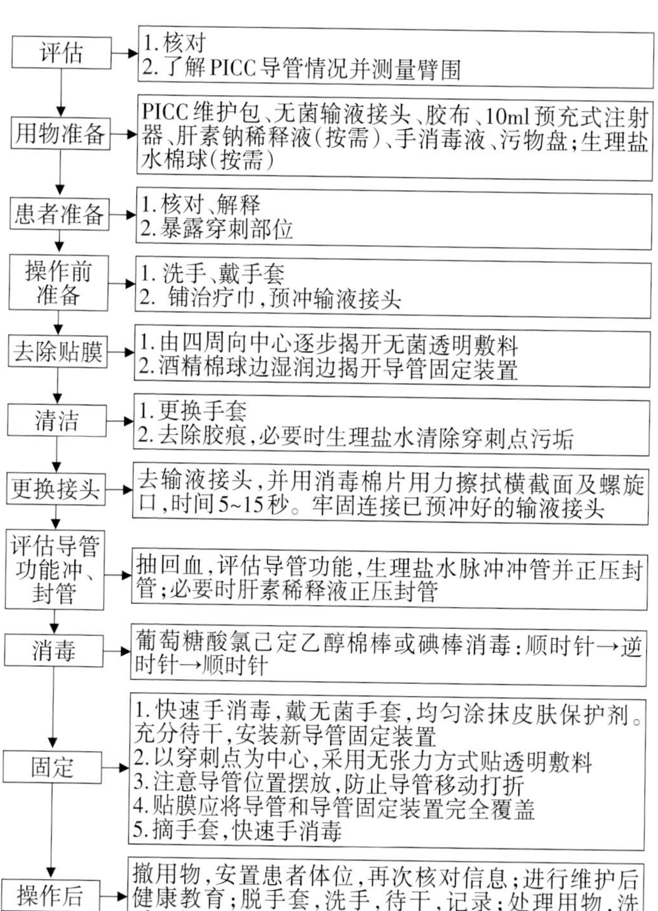

图6 PICC导管的维护流程图(POWER)

（六）PICC导管的拔管

1.评估

根据患者治疗完成情况，导管并发症如感染、异位或功能障碍等及患者意愿综合判断是否拔除导管。

2.操作要点

需平行于皮肤轻缓地拔出导管，每次约2~3cm，拔管后使用密闭敷料覆盖穿刺点至上皮形成，约24小时。仔细检查拔出的导管是否完整，长度是否与置管记录的长度相符。

3.PICC拔管操作流程

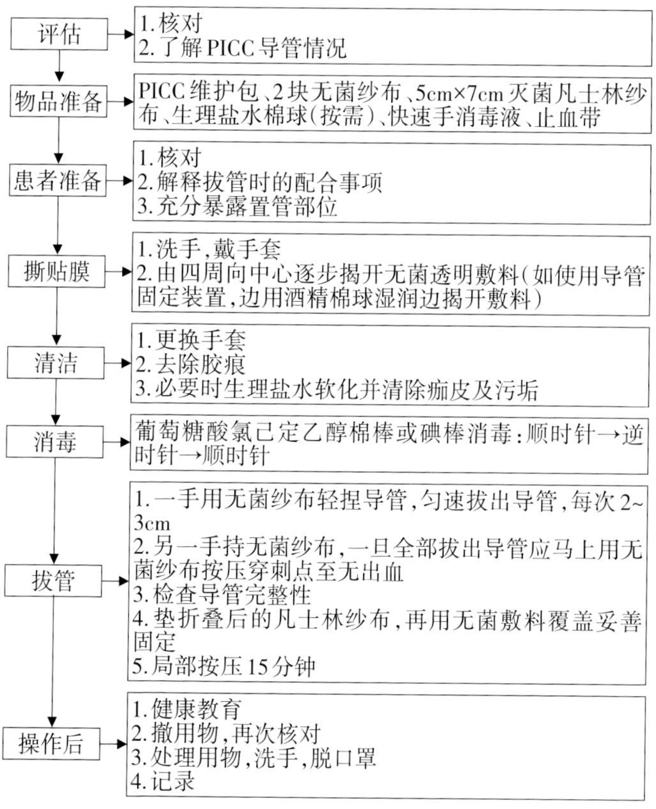

图7　PICC导管的拔管操作流程图

(七) PICC导管常见并发症的预防和处理

1. 静脉炎

(1) 临床表现:疼痛、红斑、发热、肿胀、硬化等。

（2）预防措施：在能满足患者治疗的前提下，选择最小尺寸PICC。推荐采用超声引导下结合MST进行PICC置管，优先选择肘上贵要静脉。严格执行无菌操作，选择无粉无菌手套，置管过程中注意动作轻柔、匀速送管。

（3）处理措施：可采用地塞米松软膏及喜辽妥软膏外涂，或具有活血化瘀、驱热解毒、消肿镇痛的中草药外敷如意金黄散等，也有报道各种类型的湿性敷料如水胶体敷料等也可用于预防与治疗静脉炎。

2. 中心静脉血管通路相关皮肤损伤（CVAD-associated skin impairment，CASI）

（1）临床表现：①穿刺部位局部感染：穿刺点或导管出口处红肿、发热、硬结和/或压痛、异常分泌物等。②皮肤损伤：如张力性水疱、表皮剥脱、皮肤浸渍或撕裂等。③皮肤刺激：刺激性或过敏性接触性皮炎。④非感染性渗出：穿刺点或导管出口处有澄清淡黄色液体（含淋巴液）、粉色/红色液体（含血液）以及乳白色混浊液体（纤维蛋白炎症反应）渗出。

（2）预防措施：加强穿刺点及周围皮肤情况评估，强化导管维护人员相关知识及技能培训，尽量减少消毒剂/医用黏胶对皮肤的刺激，掌握正确的应用和移除黏胶技术，加强患者及家属教育并强化高风险患者（如营养不良、脱水、老年人、婴幼儿、皮肤病、过敏体质或肥胖患者、放化疗患者、长期使用皮质类固醇、抗凝剂患者等）管理等。

（3）处理措施：①敷料每隔48小时更换，出现潮湿、松动等及时更换。②皮肤损伤/皮肤刺激：a.考虑使用无乙醇消毒液；b.识别和避免可疑刺激物，更换消毒液的类型/浓度、使用敷料前应确保保护膜和消毒液充分干燥，可在皮肤正常区域进行敷料/消毒液过敏实验；c.考虑使用无乙醇屏障保护膜和合适的敷料；d.考虑使用抗炎、止痒剂和/或镇痛剂，在敷料上冷敷；e.针对受刺激的皮肤，每24小时评估一次，检测是否出现感染迹象和症状；f.如果出现疑似接触性皮炎，考虑短期外用激素；g.如3~7天内症状无改善，建议咨询伤口/皮肤专家。③非感染性渗出：a.控制出血（穿刺点按压），使用藻酸盐和/或在敷料下使用止血剂；b.使用无乙醇屏障保护剂和吸收性敷料。

3.导管相关血流感染

（1）临床表现：在留置静脉导管期间及拔除导管后

48小时内发生的原发性且与其他部位感染无关的感染，包括局部感染和血流感染。血流感染除局部表现外还会出现发热（大于38℃）、寒战或低血压等全身感染表现。

（2）预防措施：严格掌握置管指征、执行无菌操作技术、正确评估和使用皮肤消毒液和敷料，做好相关人员输液规范培训、患者/家属健康宣教等。对于尽管最大程度地遵守无菌技术，仍发生多次静脉导管相关血流感染的PICC置管患者，考虑使用预防性抗菌药物溶液封管。

（3）处理措施：怀疑有导管相关血流感染时，在患者寒战或发热初期，从外周及导管内采集血进行血培养及药敏试验，如拟拔出导管（化脓性静脉炎、败血性休克、外周栓塞或肺栓塞、感染性心内膜炎、持久性菌血症或尽管采用充分的抗菌治疗仍有复发性感染）可同时考虑进行导管尖端培养，根据药敏结果选用敏感抗生素系统治疗。

4.导管相关性血栓

（1）临床表现：有症状的血栓患者表现为：肢体末端、肩膀、颈部或者胸部疼痛、水肿、外周静脉怒张或运动困难等；肢体末端红斑；皮肤温度改变等。

（2）预防措施：①选择导管-静脉直径比率小于或

等于45%的静脉置管；②确保PICC尖端位于上腔静脉下1/3段或上腔静脉与右心房交界处；③鼓励患者使用非药物性的策略进行预防，包括PICC置管侧肢体的及早活动、维持正常的日常活动、适当的肢体活动和补充足够的水分。

（3）处理措施：遵医嘱使用抗凝药物治疗。当PICC导管尖端处于正确的位置、导管功能正常并且没有任何感染的证据时，不建议因静脉血栓而拔除导管。

5.导管滑出

（1）常见原因：由于导管固定不妥、肢体活动过度和外力的牵拉等造成。

（2）预防措施：妥善固定导管，贴膜松动、脱落等及时更换，去除旧敷料时应注意保护导管。当与置管时对比滑出超过3cm时，行胸片确定导管尖端位置。

（3）处理措施：导管滑出较长时，需在X线下重新定位导管位置，根据尖端位置和治疗需求考虑拔管。

6.导管异位/移位

（1）临床表现：所有导管腔均无血液回流或回流缓慢；血液颜色改变和回流血液出现脉动性变化；冲管困难或无法冲管；从压力传感器测到动脉和静脉波形；房

性和/或室性心律失常，血压和/或心率变化；肩膀、胸部和背部疼痛；颈部或肩部水肿；呼吸改变；患者主诉在PICC置管侧听见汩汩声或者流水声；感觉异常和由于输入液体逆行进入颅内静脉窦引起的神经系统变化等。

（2）预防措施：①正确评估患者，合理选择穿刺部位；准确进行体表外导管预置长度测量；协助患者取正确的穿刺体位，掌握送管技巧；观察患者体征，询问患者主诉，并运用超声、心电图等技术等尽可能保证导管尖端位置靠近上腔静脉与右心房的连接处。②导管留置期间，妥善固定导管，推荐使用导管固定装置，监测导管外露长度。③强化患者教育：避免手臂过度运动；尽可能减少增加胸腔压力活动，如屏气等；当贴膜出现松动时及时来医院更换。

（3）处理措施：①PICC尖端位于CAJ下方超过2cm，可根据心电图或X线胸片结果撤回部分导管；②PICC异位入颈静脉时，首选无创复位方法，包括抬高或/和活动患者肢体、冲洗导管等。微创复位技术包括在导丝引导下或X线透视下撤回部分导管，然后边冲管边送管；③如怀疑发生心脏压塞，在拔管前通过导管抽吸液体。

7.导管堵塞

（1）临床表现：①无法抽回血或血液回流缓慢；②输液滴速缓慢；③无法冲管或输液；④输液泵频繁堵塞报警；⑤在输液部位发生渗出/外渗或肿胀/漏液。

（2）预防措施：①使用正确的冲封管步骤；②根据无针接头的类型，执行冲管、夹管和断开注射器的顺序；③当两种或以上药物同时输注时，检查药物相容性；如果不确定，应咨询药剂师；④每次输液前后用不含防腐剂的生理盐水彻底冲管，或使用单独的导管腔给药，以降低药物沉淀的风险；⑤输入浓度或黏稠度较高液体时应增加冲管次数。

（3）处理措施：①检查输液系统，包括从敷料到给药装置，发现和解决外部原因；②查看患者用药记录，当怀疑药物沉淀或脂肪引起的导管堵塞时，应与医师和药剂师联系制定适当的处理措施；③怀疑血栓性堵管时，应与医师和药剂师联系制定适当的处理措施，例如使用溶栓剂，其中tPA的使用容积应等于导管体积的110%。对于多腔的PICC导管，在溶栓过程中，应停止所有管腔的输液，以增加溶栓的效果。

二、静脉输液港（PORT）

（一）PORT的技术发展

完全植入式静脉输液港简称输液港，是一种可植入皮下长期留置在体内的静脉输液装置，该技术已在世界范围内得到广泛应用，并在装置的材料、植入技术及并发症的预防与处理等方面得到了大力发展。

（二）PORT的技术原理

输液港主要由包含有穿刺隔膜的注射座（或港体）和静脉导管系统组成。穿刺隔膜采用硅胶树脂制成，具有自动闭合性，利于无损伤针（针尖带有折返点，具有保护穿刺隔膜的作用）的反复穿刺和固定。

（三）PORT适应证与禁忌证

（1）适应证：①需要长期或反复输注药液，尤其是刺激性药物（如化疗药物）、高渗透性或黏稠度较高的液体（如静脉营养或血制品）；②缺乏外周静脉通路；③需反复静脉采血；④与其他静脉通路相比，更愿意接受输液港。另外，若单纯以肠外营养输注为目的，通常不建议采用输液港。

（2）禁忌证：①无法耐受手术；②凝血机制障碍；③对输液港材质过敏；④拟穿刺深静脉有静脉炎和静脉

血栓形成史；⑤拟置入部位感染或有放疗史。

（四）PORT维护要点

（1）患者评估：判断港体部位及周围皮肤是否有发红、肿胀、疼痛、渗液等，港体与导管是否分离，港体是否翻转，并检查同侧胸部和颈部是否有肿胀、同侧臂围是否有增粗，同时了解港体厚度及置入深度。另外还需了解患者插针时的疼痛管理需求等。

（2）严格执行无菌操作：采用无菌非接触技术，选择符合国家规范的消毒剂，首选浓度大于0.5%的葡萄糖酸氯己定乙醇溶液（年龄小于2个月的婴儿慎用），有条件尽量选择单人单包装一次性消毒物品，以港体部位为中心进行擦拭消毒，范围大于贴膜面积，自然待干。

（3）使用无损伤针进行穿刺：①在满足治疗需求和安全的前提下，应根据输液用途、药物性质、患者体型及港体放置的深度等选择合适尺寸及长度的无损伤针。尽量选择安全型无损伤针；②插针前，可使用局部麻醉剂；③插针时用非主力手拇指、食指、中指固定注射座，用主力手将无损伤针垂直从注射座中心插入，动作轻柔，有落空感即可；④将无损伤针斜面背对注射座导管连接处；⑤连续输液时，应有计划地更换插针部位，无损伤针建议每7天更换1次；⑥拔针时使用非主力手固定注射座，主力手轻轻拔除无损伤针，按压穿刺点。

（4）冲管与封管：连接无损伤针后及每次输液前，应使用大于等于10ml的注射器回抽和冲洗评估导管功能。输注药液/血制品/营养液后、不相容的药物之间，应采用至少10ml不含防腐剂生理盐水（药物禁忌除外）脉冲冲管，首选一次性预充式导管冲洗装置。可选用生理盐水或肝素进行正压封管，如选择肝素，建议每4周采用5ml浓度为10~100U/ml进行。

（5）无损伤针固定：使用无菌透明敷料固定无损伤针和港体部位，每7天更换一次；如患者流汗/渗血/渗液多或对黏胶过敏/皮肤完整性受损等考虑使用纱布敷料，每48小时更换，如有异常应及时更换。

（6）输液港维护：治疗间歇期，每4周维护一次。

（7）输液过程中重视患者主诉，如出现以下情况，需及时处理：①输液速度发生变化；②穿刺部位有疼痛、烧灼、肿胀等不适，或潮湿、渗漏；③敷料松动、破损等。

（8）其他特殊情况护理：①采血：插入无损伤针后，抽取至少5ml血丢弃（如进行血培养，则无需弃血），然后抽取足量血标本，再用生理盐水20ml脉冲式冲管，如患者需治疗即接上补液，如无治疗正压封管后拔针。②压力注射：应使用耐高压输液港和无损伤针。压力注射时及注射后，应警惕导管破裂及异位的风险。

（9）患者教育：包括输液港类型、潜在并发症的识别和初步处理、日常活动注意事项等。强调居家期间，当出现以下情况时，需立即告知医务人员：①港体部位出现发红、肿胀、烧灼感、疼痛；②不明原因发热（体温超过38℃）、发冷、发抖或低血压等；③肩部、颈部及置管侧上肢出现肿胀或疼痛等不适。

（10）输液港的插针及拔针操作流程

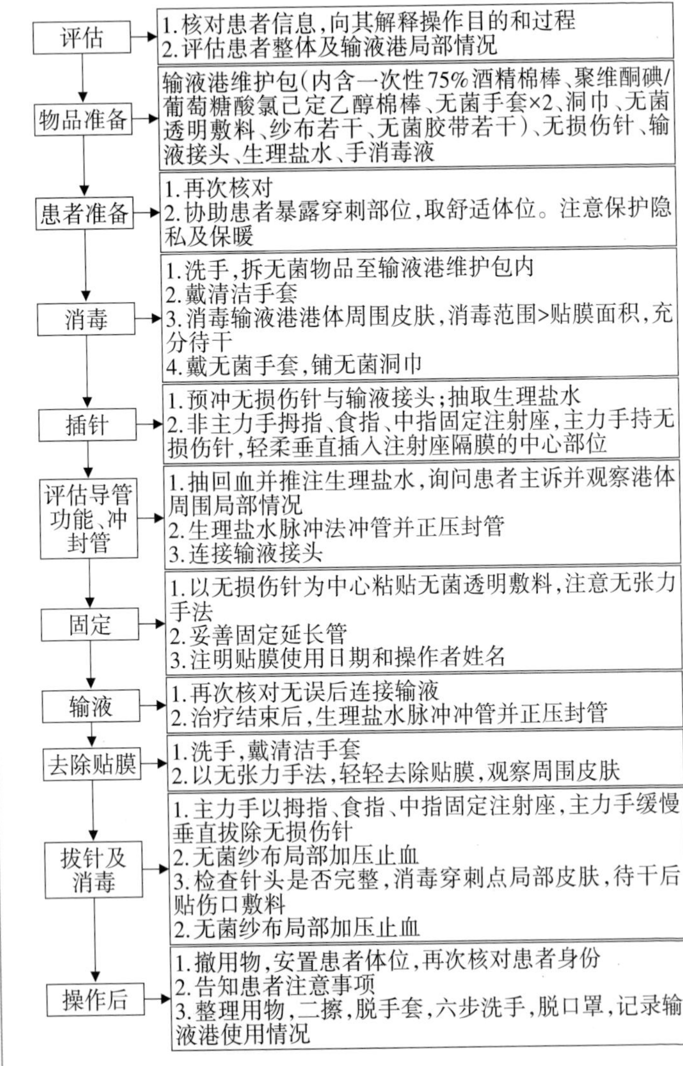

图8 输液港的插针及拔针操作流程

（五）常见并发症及处理

1. 导管功能障碍

（1）临床表现：最常见的是推注通畅但回抽障碍，或输液时流速变慢、输液泵发出堵塞报警等。

（2）预防措施：①导管尖端尽可能放置CAJ处；导管放置路径合理，降低夹闭综合征发生风险；②应根据操作流程对导管进行规范的冲封管；③选择合适的输液器给予输液并加强巡视；④合理妥善固定导管；⑤强化患者教育。

（3）处理措施：如出现推注通畅但回抽障碍时可先通过推注少量生理盐水，结合变换患者体位、深咳嗽或活动肢体等处理。如仍未得到改善，可结合医生建议和影像学报告，使用约3~5ml尿激酶（5000U/ml）封管30~120min，可重复操作。当导管完全堵塞时即无法回抽和推注，先排除机械性原因如延长管扭曲、夹闭等及无损针插入位置不正确，再考虑为导管内内容物堵管，其中血凝性堵管最为常见，遵医嘱采用负压技术使用尿激酶等进行封管。

2. 导管相关性感染

（1）临床表现：主要分为囊袋感染、隧道感染和导管相关血流感染。囊袋和隧道感染可表现为囊袋或隧道部位出现红、肿、热、痛，可伴有脓液。导管相关血流感染比较典型的表现为当患者使用或维护输液港后出现寒战、高热（大于38℃），可伴有有白细胞计数异常升高、低血压等。

（2）预防措施：执行预防静脉导管感染集束化措施，包括及时评估导管保留的必要性、手卫生、有效的皮肤消毒、严格执行无菌操作原则，包括最大无菌屏障以及持续开展相关培训和质量控制等。对于多次导管相关血流感染史、感染高风险以及采取基本措施后感染率仍然无法下降的患者可考虑使用抗菌封管液。

（3）处理措施：单纯的囊袋与隧道感染，可遵医嘱予以局部换药、涂抹抗生素，如有渗液应进行细菌培养和药敏试验，必要时进行局部清创引流和全身抗感染治疗，待局部感染控制后再使用和维护输液港。疑似发生导管相关血流感染时，应暂停使用输液港，按医嘱进行血培养和使用抗生素。拔管指征包括：感染细菌为金黄色葡萄球菌、念珠菌；合并心内膜炎、脓毒性血栓、骨髓炎、血流动力学异常或持续性菌血症者；经抗感染治疗（通常不超过5天）无效。

3.导管相关性血栓

（1）临床表现：同PICC导管相关性血栓。

（2）预防措施：①持续动态评估血栓形成的危险因素，关注高危人群；②在满足患者治疗需要的前提下，选择管径最细、管腔最少的导管及管径粗、静脉瓣少的血管，以达到导管外径/静脉内径小于等于45%；③推荐采用B超引导下联合MST，尽可能减少置管过程中对血管内膜的损伤；④尽量将导管尖端放置在CAJ处。胸壁港血栓发生风险低于手臂港，选择置入部位时，推荐将手臂港作为无法植入胸壁港或对囊袋位置有特殊要求患者的替代选择；⑤进行规范的导管功能评估、冲封管等；⑥强化患者教育，在条件允许的情况下鼓励患者使用非药物预防方法包括正常日常活动、轻微的肢体锻炼及补充足够水分等。

（3）处理措施：①对于有症状血栓，建议在保留导管期间按医嘱进行抗凝治疗，直至拔管后3个月。治疗期间注意观察患者有无出血倾向，并给予充分告知，保障患者用药安全。②持续观察记录患肢臂围、温度、皮肤颜色、动脉搏动情况及功能活动情况。③患者教育：叮嘱患者适当抬高患侧肢体，避免热敷、按摩及压迫患肢，可适当做握拳动作。④出现下列情况考虑拔管：无输液港使用需求；导管功能丧失；合并导管相关性血流感染或导管异位；患者存在抗凝禁忌；规范的抗凝治疗后症状仍无法缓解。建议在血栓形成急性期（症状出现时间小于14d）后进行，取港后继续抗凝治疗至少3个月。

4.夹闭综合征

（1）临床表现：导管功能障碍，且与患者体位有关，置管侧肩部后旋或手臂上举时输液通畅，肩部处于自然放松时输液不畅，主要是由于导管受第1肋骨和锁骨挤压而产生狭窄或夹闭造成的，严重时可致导管破损或断裂，表现为港体部位、导管走形区域胀痛、发凉等不适。

（2）预防措施：选择颈内静脉或腋静脉穿刺植入输液港，若经锁骨下静脉植入，穿刺点尽量在锁骨外1/3处。

（3）处理措施：怀疑导管有夹闭时需通过造影来确定导管的完整性，通常在DSA下或X线透视下进行。当导管有轻微压迫但不伴有管腔狭窄时，应每隔1~3个月复查胸片观察其进展；如导管有压迫同时伴有管腔狭窄，应考虑拔管；当导管破损或断裂应立即拔管。

参考文献

1. 樊代明 . 中国肿瘤整合诊治指南（CACA）. 天津：天津科学技术出版社，2022.

2. 樊代明 . 整合肿瘤学 . 基础篇 . 西安：世界图书出版社，2021：642.

3. 樊代明 . 整合肿瘤学—基础卷 . 北京：科学出版社，2021：640-648.

4. 樊代明 . 整合肿瘤学 . 临床卷 . 西安：世界图书出版社，2021.

5. 樊代明 . 整合肿瘤学 . 临床卷 . 北京：中国科技出版社，2021.

6. 樊代明 . 整合肿瘤学 . 临床卷 . 北京：科学出版社，2022.

7. 强万敏 . 中国癌症症状管理实践指南 . 天津：天津科技翻译出版有限公司，2020.

8. 强万敏，姜永亲 . 肿瘤护理学 . 天津：天津科技翻译出版有限公司，2018.

9. Gorski L A，Hadaway L，Hagle M E，et al. Infusion therapy standards of practice. J Infus Nurs，2021，44（1）：75-185.

10. Harris C S, Kober K M, Conley Y P, et al. Symptom clusters in patients receiving chemotherapy: A systematic review. BMJ Support Palliat Care, 2022, 12 (1): 10–21.

11. NCCN Clinical Practice Guidelines in Oncology. Distress Management [Version2.2022] January27. 2022, 2022–09–16.

12. 梁晓燕，李晶洁. 生育力保存中国专家共识. 中华医学会生殖医学分会. 北京：生殖医学杂志，2021，30（09）：1129–1134.

13. Muscaritoli M, Arends J, Bachmann P, et al. ESPEN practical guideline: Clinical Nutrition in cancer. Clin Nutr, 2021, 40 (5): 2898–2913.

14. Streiff M B, Holmstrom B, Angelini D, et al. Cancer–Associated Venous Thromboembolic Disease, Version 2.2021, NCCN Clinical Practice Guidelines in Oncology. J Natl Compr Canc Netw, 2021, 19 (10): 1181–1201.

15. Bártolo A, Santos I M, Monteiro S. Toward an Understanding of the Factors Associated With Reproductive

Concerns in Younger Female Cancer Patients: Evidence From the Literature. Cancer Nurs, 2021, 44 (5): 398-410.

16. Van Den Berg M, Van Der Meij E, Bos A M E, et al. Development and testing of a tailored online fertility preservation decision aid for female cancer patients. Cancer Med, 2021, 10 (5): 1576-1588.

17. Morales-Sánchez L, Luque-Ribelles V, Gil-Olarte P, et al. Enhancing Self-Esteem and Body Image of Breast Cancer Women through Interventions: A Systematic Review. Int J Environ Res Public Health, 2021, 18 (4): 1640.

18. Sebri V, Durosini I, Triberti S, et al. The Efficacy of Psychological Intervention on Body Image in Breast Cancer Patients and Survivors: A Systematic-Review and Meta-Analysis. Front Psychol, 2021, 12: 611954.

19. Caminiti C, Diodati F, Annunziata M A, et al. Psychosocial Care for Adult Cancer Patients: Guidelines of the Italian Medical Oncology Association. Cancers (Basel), 2021, 13 (19): 4878.

20.NCCN Clinical Practice Guidelines in Oncology（NCCN Guidelines?）：Antiemesis Version 1.2021 – December 23，2020. 2022-09-16. htttp：www.nccn.org/patients.

21.Rogers B，Ginex P K，Anbari A，et al. ONS Guidelines? for Opioid-Induced and Non-Opioid-Related Cancer Constipation. Oncol Nurs Forum，2020，47（6）：671-691.

22.Davies A，Leach C，Caponero R，et al. MASCC recommendations on the management of constipation in patients with advanced cancer. Support Care Cancer，2020，28（1）：23-33.

23.Bossi P，Antonuzzo A，Cherny N I，et al. ESMO Guidelines Committee. Diarrhoea in adult cancer patients：ESMO Clinical Practice Guidelines. Ann Oncol，2018：126-142.

24.Brown T J，Gupta A. Management of Cancer Therapy-Associated Oral Mucositis. JCO Oncol Pract，2020，16（3）：103-109.

25.Elad S，Cheng K K F，Lalla R V，et al. Ucositis Guidelines Leadership Group of the Multinational Association of Supportive Care in Cancer and International Society of Oral Oncology（MASCC/ISOO）. MASCC/ISOO clinical practice guidelines for the management of mucositis secondary to cancer therapy. Cancer. 2020, 126（19）: 4423-4431.

26. NCCN Clinical Practice Guidelines in Oncology（NCCN Guidelines?） Hematopoietic Growth Factors Version 1.2022 - December 22, 2021. 2022-09-18. https: //www.nccn.org/professionals/physician_gls/pdf/growthfactors. pdf.

27. 秦叔逵，马军. 中国临床肿瘤学会（CSCO）肿瘤放化疗相关中性粒细胞减少症规范化管理指南（2021）. 南京：临床肿瘤学杂志，2021，26（07）: 638-648.

28. Streckmann F, Balke M, Cavaletti G, et al. Exercise and Neuropathy: Systematic Review with Meta-Analysis. Sports Med. 2022, 52（5）: 1043-1065.

29. Loprinzi C L, Lacchetti C, Bleeker J, et al. Prevention and Management of Chemotherapy-Induced Peripheral Neuropathy in Survivors of Adult Cancers: ASCO Guide-

line Update. J Clin Oncol，2020，38（28）：3325-3348.

30. Williams L A，Ginex P K，Ebanks G L，et al. ONS Guidelines? for Cancer Treatment-Related Skin Toxicity. Oncol Nurs Forum，2020，47（5）：539-556.

31. Lacouture M E，Sibaud V，Gerber P A，et al. ESMO Guidelines Committee. Electronic address：clinical-guidelines@esmo.org. Prevention and management of dermatological toxicities related to anticancer agents：ESMO Clinical Practice Guidelines. Ann Oncol，2021，32（2）：157-170.

32. Kwakman J J M，Elshot Y S，Punt C J A，et al. Management of cytotoxic chemotherapy-induced hand-foot syndrome. Oncol Rev，2020，14（1）：442.

33. Williams L A，Ginex P K，Ebanks G L，et al. ONS Guidelines? for Cancer Treatment-Related Skin Toxicity. Oncol Nurs Forum，2020，47（5）：539-556.

34. 肖星婷，王娴，王燕，等.乳腺癌患者化疗所致脱发预防及护理的证据总结.北京：中华护理杂志，2021，56（07）：1072-1078.

35. Vinod S K, Hau E. Radiotherapy treatment for lung cancer: Current status and future directions. Respirology, 2020, 25（2）: 61–71.

36. Chandra R A, Keane F K, Voncken FEM, et al. Contemporary radiotherapy: present and future. Lancet, 2021, 398（10295）: 171–184.

37. 陈紫红，钟强，陈永红.放射性皮炎预防及管理临床实践指南的质量评价与内容分析.循证护理，2021，7（02）：151–156+173.

38. 中国肿瘤放射治疗联盟.头颈部肿瘤放射治疗相关急性黏膜炎的预防与治疗指南.山东：中华肿瘤防治杂志，2022，29（2）：79–91.

39. 中华医学会放射肿瘤治疗学分会. 放射性口腔黏膜炎防治策略专家共识（2019）.北京：中华放射肿瘤学杂志，2019，28（9）：641–647.

40. 中国医师协会外科医师分会，中华医学会外科学分会结直肠外科组.中国放射性直肠炎诊治专家共识（2018版）.上海：中华炎性肠病杂志，2019，（01）：5–20.

41. Loewen I, Jeffery C C, Rieger J, et al. Prehabilitation

in head and neck cancer patients: a literature review. J Otolaryngol Head Neck Surg, 2021, 50 (1): 2.

42.Nagura H, Kagaya H, Inamoto Y, et al. Effects of head flexion posture in patients with dysphagia. J Oral Rehabil, 2022, 49 (6): 627-632.

43.Seo M, Park J W. Head rotation as an effective compensatory technique for dysphagia caused by unilateral cervical osteophytes. J Int Med Res, 2022, 50 (8): 1-9.

44.Chen Y H, Lin C R, Liang W A, et al. Motor control integrated into muscle strengthening exercises has more effects on scapular muscle activities and joint range of motion before initiation of radiotherapy in oral cancer survivors with neck dissection: A randomized controlled trial. PLoS One, 2020, 15 (8): e0237133.

45.Davies C, Levenhagen K, Ryans K, et al. Interventions for Breast Cancer-Related Lymphedema: Clinical Practice Guideline From the Academy of Oncologic Physical Therapy of APTA. Phys Ther, 2020, 100 (7): 1163-1179.

46.Mao X, Hu F, Peng J, et al. Expert consensus on

multi-disciplinary treatment, whole-course pulmonary rehabilitation management in patients with lung cancer and chronic obstructive lung disease. Ann Palliat Med, 2022, 11 (5): 1605-1623.

47.Choi M G, Lee H Y, Song S Y, et al. The Effects of Simultaneous Pulmonary Rehabilitation during Thoracic Radiotherapy in the Treatment of Malignant Diseases. Tuberc Respir Dis (Seoul), 2021, 84 (2): 148-158.

48.Bakker R M, ter Kuile M M, Vermeer W M, et al.Sexual rehabilitation after pelvic radiotherapy and vaginal dilator use: consensus using the Delphi method. Int J Gynecol Cancer, 2014, 24 (8): 1499-1506.

49. Lindgren A, Dunberger G, Enblom A. Experiences of incontinence and pelvic floor muscle training after gynaecologic cancer treatment. Support Care Cancer 2017, 25 (1): 157-166.

50. 中国医师协会放射肿瘤治疗医师分会.乳腺癌放射治疗指南（中国医师协会2020版）.山东：中华放射肿瘤学杂志，2021，30（04）：321-342.

51. 伏敏，李小钰，罗娜，等.放射性脑损伤免疫相关机制研究现状.山东：山华放射肿瘤学杂志，2021，30（03）：301-304.

52. Moore C，McLister C，Cardwell C，et al. Dental caries following radiotherapy for head and neck cancer：A systematic review. Oral Oncol，2020，100：104484.

53. 李梦瑶，刘盼，柯越海，等.放射性肺损伤中巨噬细胞作用机制的研究进展.浙江大学学报（医学版），2020，49（05）：623-628.

54. Paquette I M，Vogel J D，Abbas M A，et al. Clinical Practice Guidelines Committee of The American Society of Colon and Rectal Surgeons. The American Society of Colon and Rectal Surgeons Clinical Practice Guidelines for the Treatment of Chronic Radiation Proctitis. Dis Colon Rectum，2018，61（10）：1135-1140.

55. 国家肿瘤质控中心乳腺癌专家委员会，北京乳腺病防治学会健康管理专业委员会.中国乳腺癌随诊随访与健康管理指南（2022版）.北京：中华肿瘤杂志，2022，44（01）：1-28.

56. Knibbs V，Manley S. Being away from home for cancer treatment：a qualitative study of patient experience and

supportive care needs during radiation therapy. J Med Radiat Sci，2022，69（3）：336-347.

57. 江振友．抗肿瘤靶点研究及治疗策略．中山大学学报（医学版），2020，41（01）：7-15.

58. National Cancer Institute. Targeted Therapy for Cancer. https：//www.cancer.gov/about-cancer/treatment/types/targeted-therapies.

59. American Cancer Society.Targeted Therapy.https：//www.cancer. org/treatment/treatments-and-side-effects/treatment-types/targeted-therapy.html

60. 林桐榆，于世英，焦顺昌．恶性肿瘤靶向治疗．北京：人民卫生出版社，2016：128-247.

61. 中国医药教育协会乳腺癌个案管理师分会．乳腺癌靶向药物静脉输注规范专家共识（2022版）．北京：中华医学杂志，2022，102（28）：2153-2160.

62. 中华医学会泌尿外科学分会肾癌指南编写组．2015中国肾癌靶向治疗药物不良反应管理专家共识．北京：中华泌尿外科杂志，2016，37（1）：2-6.

63. 中西医结合专家委员会．抗肿瘤药物引起骨髓抑制中西医结合诊治专家共识．南京：临床肿瘤学杂志，

2021，26（11）：1020-1027.

64. 郭晔，张陈平．抗EGFR单抗治疗复发/转移性头颈部鳞状细胞癌临床共识（2021年版）．上海：中国癌症杂志，2021，31（12）：1220-1232.

65. 王刚，项蕾红，袁瑛，等．抗EGFR单抗治疗相关皮肤不良反应临床处理专家共识．杭州：实用肿瘤杂志，2021，36（03）：195-201.

66. 张可欣，方凤奇．乳腺癌靶向治疗的心脏保护——基于《2021CSCO肿瘤治疗相关心血管毒性防治指南》解读．广西：中国临床新医学，2022，15（06）：496-500.

67. 蔡文，陈勇辉，黄吉炜，等．肾癌靶向药物治疗安全共识．陕西：现代泌尿外科杂志，2019，24（10）：791-800.

68. 中华医学会血液学分会．血液肿瘤免疫及靶向药物治疗相关性感染预防及诊治中国专家共识（2021年版）．天津：中华血液学杂志，2021，42（09）：717-727.

69. 中国医师协会肿瘤医师分会，中国临床肿瘤学会血管靶向治疗专家委员会，中国抗癌协会肿瘤靶向治疗专业委员会.盐酸安罗替尼治疗晚期肺癌中国专家共识（2020版）.北京：中华肿瘤杂志，2020，42（10）：807-816.

70. 唐欣颖，匡泽民.《接受贝伐珠单抗治疗的卵巢癌和宫颈癌患者血压管理专家共识》：2019英国专家建议解读.北京：中国合理用药探索，2020，17（01）：11-15.

71. 郭晔，梁军，吕静，等.碘难治性分化型甲状腺癌靶向药物不良反应管理专家共识（2018年版）.上海：中国癌症杂志，2018，28（07）：545-553.

72. 李晓，姜洁，尹如铁，等.妇科肿瘤抗血管内皮生长因子单克隆抗体临床应用指南.山东：现代妇产科进展，2020，29（02）：81-87.

73. 中华医学会肿瘤学分会乳腺肿瘤学组.中国乳腺癌靶向治疗药物安全性管理专家共识.上海：中国癌症杂志，2019，29（12）：993-1006.

74. 胡丽莎，彭红华，米元元，等.肿瘤靶向治疗患者皮肤不良反应预防及管理的证据总结.北京：中华护理杂志，2022，57（09）：1061-1069.

75. 中华医学会肿瘤学分会肿瘤支持康复治疗学组.肿瘤

治疗相关血小板减少症的临床管理专家共识.上海：肿瘤，2021，41（12）：812-827.

76. 周清，陆舜，李勇，等.洛拉替尼特殊不良反应管理中国专家共识.四川：中国肺癌杂志，2022，25（08）：555-566.

77. 胡洁，林丽珠，骆肖群，等.EGFR-TKI不良反应管理专家共识.四川：中国肺癌杂志，2019，22（02）：57-81.

78. Califano R，Tariq N，Compton S，et al. Expert Consensus on the Management of Adverse Events from EGFR Tyrosine Kinase Inhibitors in the UK. Drugs，2015，75（12）：1335-1348.

79. Cury-Martins J，Eris A P M，Abdalla C M Z，et al. Management of dermatologic adverse events from cancer therapies：recommendations of an expert panel. An Bras Dermatol，2020，95（2）：221-237.

80. Lacouture M E，Sibaud V，Gerber P A，et al. Prevention and management of dermatological toxicities related to anticancer agents：ESMO Clinical Practice Guidelines. Ann Oncol，2021，32（2）：157-170.

81. Wiley K，Ebanks Jr GL，Shelton G，et al. Skin Toxicity：Clinical Summary of the ONS Guidelines? for Cancer Treatment-Related Skin Toxicity. Clin J Oncol Nurs，2020，24（5）：561-565.

82. Oerlemans，Sophie. Target Therapy：Epidermal Growth Factor Receptor Inhibitor Associated Skin Rash Prevention and Treatment. [EB/OL]http：//ovidsp. ovid. com/ovidweb. cgi? T=JS&PAGE =reference&D=jbi&NEWS=N&AN=JBI16060. Accessed September 20，2022.

83. 李文宇，李灵常，霍介格. 免疫检查点抑制剂的毒副作用及其管理. 北京：世界华人消化杂志，2020，28（16）：755-764.

84. 中国临床肿瘤学会免疫治疗专家委员会. 免疫检查点抑制剂特殊人群应用专家共识. 南京：临床肿瘤学杂志，2022，5（27）：442-454.

85. 马艳梅，刘玉，倪宏，等. 免疫检查点抑制剂治疗相关不良反应的护理. 山西：护理研究，2021，35（16）：2966-2970.

86. NCCN Clinical Practice Guidelines in Oncology. Management of immunotherapy-related toxicity. [2020-12-01].

87. 中国临床肿瘤学会指南工作委员会.免疫检查点抑制剂抑制剂相关的毒性管理指南.北京：人民卫生出版社，2019：129.

88. Zhong L，Altan M，Shannon VR，et al. Immune-relatedadverse events：pneumonitis. Adv Exp Med Biol，2020，1244：255-269.

89. 王蕊，朱冰洁，刘颖.抗 PD-1 单克隆抗体治疗晚期肺癌不良反应的观察与护理.贵州：护士进修杂志，2020，35（2）：138-140

90. 赵爽，赖荣陶，谢青.肝细胞癌免疫检查点抑制剂治疗相关毒性的诊断和临床管理.上海：肝脏，2020，25（5）：451-455.

91. Sallarossa P，Sarocchi M，Tini G，et al. How to monitor cardiac complications of immune checkpoint inhibitor therapy. Front Pharmacol，2020，11：972.

92. Wang D Y，Salem J E，Cohen J V，et al. Fatal toxic effects associated with immune checkpoint inhibitors：A systematic review and meta-analysis. JAMA Oncol，2018，4（12）：1721-1728.

93. Moslehi J J，Salem J E，Sosman J A，et al. Increased

reporting of fatal immune checkpoint inhibitors associated myocarditis. Lancet，2018，39（10124）：933.

94. 中华医学会血液学分会.嵌合抗原受体T细胞治疗多发性骨髓瘤中国血液临床专家共识（2022年版）.天津：中华血液学杂志，2022，43（04）：265-271.

95. Yakoub-Agha I，Chabannon C，Bader P，et al. Management of adults and children undergoing chimeric antigen receptor T-cell therapy：best practice recommendations of the European Society for Blood and Marrow Transplantation （EBMT） and the Joint Accreditation Committee of ISCT and EBMT（JACIE）. Haematologica，2020，105（2）：297-316.

96. 中国抗癌协会血液肿瘤专业委员会造血干细胞移植与细胞治疗学组.嵌合抗原受体T细胞治疗成人急性B淋巴细胞白血病中国专家共识（2022年版）.天津：中华血液学杂志，2022，43（02）：89-95.

97. Ruff M W，Siegler E L，Kenderian S S. A Concise Review of Neurologic Complications Associated with Chimeric Antigen ReceptorT-cell Immunotherapy. Neurol Clin，2020，38（4）：953-963.

98. 中国抗癌协会血液肿瘤专业委员会造血干细胞移植与细胞免疫治疗学组．嵌合抗原受体T细胞治疗相关神经系统毒副反应管理中国专家共识（2022年版）．天津：中华血液学杂志，2022，43（02）：96-101.
99. 中华医学会血液学分会，中国中性粒细胞缺乏伴发热患者抗菌药物临床应用指南（2020年版）.天津：中华血液学杂志，2020，41（12）：969-978.
100. 钟竹青，秦宁，高学琴，等．临床护士输注血管活性药物的现状调查．北京：中华护理杂志，2021，56（08）：1208-1215.
101. Kansagra A J，Frey N V，Bar M，et al. Clinical utilization of Chimeric Antigen Receptor T-cells（CAR-T）in B-cell acute lymphoblastic leukemia（ALL）- an expert opinion from theEuropean Society for Blood and Marrow Transplantation（EBMT）and the American Society for Blood and Marrow Transplantation（ASBMT）. Bone Marrow Transplant，2019，54（11）：1868-1880.
102. 原发性肝癌诊疗指南（2022年版）.北京：肿瘤综合治疗电子杂志，2022，8（02）：16-53.

103. 肖书萍，肖芳，陈冬萍，等.肝细胞癌经动脉化疗栓塞治疗围术期护理策略专家共识.湖北：临床放射学杂志，2022，41（02）：212-216.

104. 国家艾滋病和病毒性肝炎等重大传染病防治科技专项“中医药延缓乙型肝炎相关肝癌进展的综合治疗方案研究”课题组，马素平，陈欣菊，陈晓琦.原发性肝癌经肝动脉化疗栓塞术后中西医结合康复专家共识.吉林：临床肝胆病杂志，2021，37（07）：1545-1549.2.

105. 中国医师协会介入医师分会临床诊疗指南专委会.中国肝细胞癌经动脉化疗栓塞（TACE）治疗临床实践指南（2021年版）.北京：中华内科杂志，2021，60（07）：599-614.

106. 陈颖异，蔡璐瑶，陈静，等.TACE术后早期离床时间的Meta分析.河北：护理实践与研究，2022，19（13）：1982-1989.

107. 李黎，郭骊莉.专科护理敏感质量指标对于改善肝癌介入术后尿潴留患者的应用价值.上海：介入放射学杂志，2022，31（06）：613-615.

108. 陶敏洁，雷宇，金俊，等.个体化饮食指导对肝癌患者肝动脉灌注化疗栓塞术后营养状况和生活质量的影响.安徽：中华全科医学，2022，20（3）：507-510.

109. 王晓东，杨仁杰，邹英华，等.改良式经皮肝动脉化疗药盒植入技术中国专家共识（2022版）.上海：介入放射学杂志，2022，31（7）：633-641.

110. Zhao X，Sun X，Jing J，et al. Safety study of folfox-haic in relieving bed restriction. J Interv Med，2021，4（4）：203-207.

111. 中国抗癌协会肝癌专业委员会.肝动脉灌注化疗治疗肝细胞癌中国专家共识（2021版）.重庆：中华消化外科杂志，2021，20（7）：754-759.

112. 肖书萍，肖芳，陈冬萍，等.肝细胞癌经动脉化疗栓塞治疗围术期护理策略专家共识.湖北：临床放射学杂志，2022，41（2）：212-216.

113. 中国癌症研究基金会介入医学委员会，国家放射与治疗临床医学研究中心，国家介入医学创新联盟.晚期胰腺癌介入治疗临床操作指南（试行）（第六版）.吉林：临床肝胆病杂志，2022，38（6）：1242-1251.

114. 张肖，肖越勇，李成利. 影像学引导下肺结节冷冻消融专家共识（2022版）. 北京：中国介入影像与治疗学，2022，19（01）：2-6.

115. 高嵩，朱旭，邹英华，等. 冷热多模态消融治疗肝脏恶性肿瘤操作规范专家共识. 北京：中国介入影像与治疗学，2021，18（01）：23-27.

116. Orloff L A，Noel J E，Stack B C，et al. Radio frequency ablation and related ultrasound-guided ablation technologies for treatment of benign and malignant thyroid disease：An international multidisciplinary consensus statement of the American Head and Neck Society Endocrine Surgery Section with the Asia Pacific Society of Thyroid Surgery，Associazione Medici Endocrinologi，British Association of Endocrine and Thyroid Surgeons，European Thyroid Association，Italian Society of Endocrine Surgery Units，Korean Society of Thyroid Radiology，Latin American Thyroid Society，and Thyroid Nodules Therapies Association. Head Neck，2022，44（3）：633-660.

117. 中国核学会近距离治疗与智慧放疗分会，中国北方放射性粒子治疗协作组.CT联合共面模板引导放射性粒子植入治疗肺癌专家共识（2021年版）.江苏：中华核医学与分子影像杂志，2022，42（05）：294-298.

118. ZHANG F，WANG J，GUO J，et al. Chinese expert consensus workshop report：Guideline for permanent iodine-125 seeds implantation of primary and metastatic lung tumors（2020 edition）. Journal of cancer research and therapeutics，2020，16（7）：1549-1554.

119. POMMIER P，FERRé M，BLANCHARD P，et al. Prostate cancer brachytherapy：SFRO guidelines 2021. Cancer radiotherapie：journal de la Societe francaise de radiotherapie oncologique，2022，26（1-2）：344-355.

120. 中华医学会核医学分会.放射性^{125}I粒子植入治疗恶性实体肿瘤技术质量管理核医学专家共识（2019年版）.江苏：中华核医学与分子影像杂志，2020，40（11）：673-678.

121. 食管癌支架置入临床应用专家共识.北京：中华介入放射学电子杂志，2020，8（04）：291-296.

122. 王洪武，金发光，张楠.气道内金属支架临床应用中国专家共识.重庆：中华肺部疾病杂志（电子版），2021，14（01）：5-10.

123. 食管癌术后良性吻合口狭窄的治疗共识.北京：中华介入放射学电子杂志，2022，10（01）：1-10.

124. 中华医学会外科学分会.中国加速康复外科临床实践指南（2021 版）.辽宁：中国实用外科杂志，2021，41（9）：961-992.

125. 中华医学会外科学分会.3D 腹腔镜手术技术中国专家共识（2019 版）.辽宁：中国实用外科杂志，2019，39（11）：1136-1141.

126. The Society of Obstetricians and Gynaecologists of Canada. Guideline No. 412：Laparoscopic Entry for Gynaecological Surgery. J Obstet Gynaecol Can 2021，43（3）：376-389.

127. Han D，Cao Y，Wu H，et al. Uniportal video-assisted thoracic surgery for the treatment of lung cancer：a consensus report from Chinese Society for Thoracic and Cardiovascular Surgery（CSTCVS）and Chinese Association of Thoracic Surgeons（CATS）. Transl Lung

Cancer Res，2020，9（4）：971-987.

128. 中国医师协会微无创分会乳腺专家委员会．乳腺疾病腔镜手术专家共识及操作指南（2021版）．北京：中国微创外科杂志，2021，21（12）：1057-1067.

129. 中国抗癌协会泌尿男生殖系肿瘤专业委员会微创学组．中国肾肿瘤腹腔镜及机器人肾部分切除术专家共识．广州：泌尿外科杂志（电子版），2021，13（04）：1-6.

130. 中国普通外科相关专家组．免气腹腹腔镜胃癌根治术的手术操作规范（2021版）．山东：腹腔镜外科杂志，2022，27（1）：1-6.

131. 中国医师协会内镜医师分会．神经内镜经鼻颅咽管瘤切除技术专家共识．北京：中华神经外科杂志，2020，36（11）：1088-1095.

132. 中国医生师协会．机器人辅助肺癌手术中国临床专家共识．四川：中国胸心血管外科临床杂志，2020，27（7）：1-8.

133. 中国普通外科相关专家组．中国机器人胃癌手术指南．北京：中华普通外科杂志，2021，36（8）：635-640.

134. 郭莉. 手术室护理实践指南（2020版）. 北京：人民卫生出版社，2020.

135. Perioperative care in adults. London：National Institute for Health and Care Excellence，2020.

136. Feray S，Lubach J，Joshi GP，et al. PROSPECT guidelines for video-assisted thoracoscopic surgery：a systematic review and procedure-specific postoperative pain management recommendations. Anaesthesia，2022 Mar；77（3）：311-325.

137. 中国心胸血管麻醉学会. 抗血栓药物围手术期管理多学科管理专家共识. 北京：中华医学杂志，2020，100（39）：3058-3074.

138. Venous thromboembolic diseases：diagnosis，management and thrombophilia testing. London：National Institute for Health and Care Excellence，2020.

139. International Interest Group on Bleeding during VATS Lung Surgery. International expert consensus on the management of bleeding during VATS lung surgery. Ann Transl Med，2019，7（23）：712.

140. Kottner J，Cuddigan J，Carville K，et al. Prevention

and treatment of pressure ulcers/injuries: the protocol for the second update of the international clinical practice guideline 2019.J Tissue Viability, 2019, 28 (2): 51-58.

141. 中国加速康复外科临床实践指南（2021）（一）.北京：协和医学杂志，2021，12（05）：624-631.

142. Abraham N, Albayati S. Enhanced recovery after surgery programs hasten recovery after colorectal resections. World J Gastrointest Surg, 2011, 3 (1): 1-6.

143. 黎介寿. 对 Fast-track Surgery（快通道外科）内涵的认识. 北京：中华医学杂志，2007，87（08）：515-517.

144. 曹晖，陈亚进，顾小萍，等. 中国加速康复外科临床实践指南（2021 版）. 辽宁：中国实用外科杂志，2021，41（09）：961-992.

145. 李燕，杨川川，孙昌裕，等. 加速康复理念下术前机械性肠道准备对胃癌术后康复相关影响的研究. 北京：中国护理管理，2020，20（4）：524-528.

146. Yang R, Tao W, Chen Y Y, et al. Enhanced recovery after surgery programs versus traditional perioperative

care in laparoscopic hepatectomy: A meta-analysis. Int J Surg, 2016, 36 (Pt A): 274-282.

147. Nelson G, Bakkum-Gamez J, Kalogera E, et al. Guidelines for perioperative care in gynecologic/oncology: Enhanced Recovery After Surgery (ERAS) Society recommendations-2019 update. Int J Gynecol Cancer, 2019, 29 (4): 651-668.

148. 加速康复外科中国专家共识暨路径管理指南(2018).河北:中华麻醉学杂志,2018,38(01):8-13.

149. 中国肿瘤患者围术期疼痛管理专家共识(2020版).天津:中国肿瘤临床,2020,47(14):703-710.

150. Cheng H, Chen B P, Soleas I M, et al. Prolonged Operative Duration Increases Risk of Surgical Site Infections: A Systematic Review. Surg Infect (Larchmt), 2017, 18 (6): 722-735.

151. 余文静,肖瑶,胡娟娟,等.预防围手术期患者低体温的最佳证据总结.北京:中华护理杂志,2019,54(04):589-594.

152.Lyell N J, Kitano M, Smith B, et al. The effect of preoperative nutritional status on postoperative complications and overall survival in patients undergoing pelvic exenteration: A multi-disciplinary, multi-institutional cohort study. Am J Surg, 2019, 218 (2): 275-280.

153.加速康复外科围术期营养支持中国专家共识（2019版）. 重庆：中华消化外科杂志，2019，18（10）：897-902.

154. Achrekar M S. Enhanced recovery after surgery (ERAS) nursing programme. Asia Pac J Oncol Nurs, 2022, 9 (7): 100041.

155.王泠，胡爱玲. 伤口造口失禁专科护理. 北京：人民卫生出版社，2018.

156. Mullard A. Addressing cancer's grand challenges. Nat Rev Drug Discov. 2020, 19 (12): 825-826.

157.Starace M, Carpanese M A, Pampaloni F, et al. Management of malignant cutaneous wounds in oncologic patients. Support Care Cancer. 2022, 30 (9): 7615-7623.

158. Vardhan M，Flaminio Z，Sapru S，et al. The Microbiome，Malignant Fungating Wounds，and Palliative Care. Front Cell Infect Microbiol，2019，9：373.

159. Tilley C P，Fu M R，Qiu J M，et al. The Microbiome and Meta bolome of Malignant Fungating Wounds：A Systematic Review of the Literature From 1995 to 2020. Journal of WOCN，2021，48（2）：124-135.

160. Tsichlakidou A，Govina O，Vasilopoulos G，et al. Intervention for symptom management in patients with malignant fungating wounds-a systematic review. J BUON，2019，24（3）：1301-1308.

161. NSTRUCTIONS：The Microbiome and Metabolome of Malignant Fungating Wounds：A Systematic Review of the Literature From 1995 to 2020. J Wound Ostomy Continence Nurs，2021，48（2）：E2.

162. Vardhan M，Flaminio Z，Sapru S，et al. The Microbiome，Malignant Fungating Wounds，and Palliative Care. Front Cell Infect Microbiol，2019，9：373.

163. 蒋琪霞. 伤口护理实践原则. 北京：人民卫生出版社，2017.

164. Winardi A，Irwan A M. Topical treatment for controlling malignant wound odour. Journal of the European Wound Management Association，2019，20（2）：7-17.

165. Finlayson K，Teleni L，McCarthy A L. Topical Opioids and Antimicrobials for the Management of Pain，Infection，and Infection-Related Odors in Malignant Wounds：A Systematic Review. Oncol Nurs Forum，2017，44（5）：626-632.

166. Tsichlakidou A，Govina O，Vasilopoulos G，et al. Intervention for symptom management in patients with malignant fungating wounds -a systematic review. JBUON，2019，24（3）：1301-1308.

167. Tilley C P，Fu M R，Qiu J M，et al. The Microbiome and Metabolome of Malignant Fungating Wounds：A Systematic Review of the Literature From 1995 to 2020. Journal of WOCN，2021，48（2）：124-135.

168. Sibbald R G，Elliott J A，Persaud-Jaimangal R，et al. Wound Bed Preparation 2021. Adv Skin Wound Care，2021，34（4）：183-195.

169. 胡爱玲，郑美春，李伟娟.现代伤口与肠造口临床护理实践.北京：中国协和医科大学出版社，2018，9.

170. 丁炎明.造口护理学.北京：人民卫生出版社，2017，91-94.

171. 徐洪莲.2020版《WCET国际造口指南》要点解读.上海：上海护理，2022，22（07）：1-5.

172. Villa G，Crafa A，Denti F，et al. SACS Evolution：a peristomal health tool for the prevention of peristomal skin disorders. Minerva Surg，2021，76（5）：423-428.

173. Ratliff C R，Goldberg M，Jaszarowski K，et al. Peristomal Skin Health：A WOCN Society Consensus Conference. J Wound Ostomy Continence Nurs，2021，48（3）：219-231.

174. Perrin A，White M，Burch J. Convexity in stoma care：developing a new ASCN UK guideline on the appropriate use of convex products. Br J Nurs. 2021，30（16）：S12-S20.

175. 刘宁飞.淋巴水肿-诊断与治疗.北京：科学出版社，

2021.

176. 纪光伟，许平，刘根良主译.Royal Marsden癌症护理精要（第1版）. 北京：中国科学技术出版社，2022.

177. Executive Committee of the International Society of Lymphology. The diagnosis and treatment of peripheral lymphedema：2020 Consensus Document of the International Society of Lymphology. Lymphology. 2020，53（1）：3-19.

178. 外周淋巴水肿诊疗的中国专家共识.北京：中华整形外科杂志，2020（4）：355-360.

179. Foeldi M，Foeldi E，Kubik S.Textbook of Lymphology：for physicians and Lymphoedema therapists. San Francisco San Francisco CA：Urban and Fischer，2003.

180. 约阿西姆·恩斯特·楚特，史蒂夫·诺顿. 淋巴水肿管理.4版. 张路译. 北京：北京科学技术出版社，2020.

181. 乳腺癌术后上肢淋巴水肿诊治指南与规范（2021年版）. 上海：组织工程与重建外科，2021，17（06）：457-461.

182. 孔为民，张赫.妇科肿瘤治疗后下肢淋巴水肿专家共识.北京：中国临床医生杂志，2021，49（02）：149–155.

183. Lurie F，Malgor R D，Carman T，et al. The American Venous Forum，American Vein and Lymphatic Society and the Society for Vascular Medicine expert opinion consensus on lymphedema diagnosis and treatment. Phlebology，2022，37（4）：252–266.

184. Armer J M，Ostby P L，Ginex P K，et al.ONS Guidelines? for Cancer Treatment–Related Lymphedema. Oncol Nurs Forum. 2020，47（5）：518–538.

185. 李旭英.谌永毅.刘高明.淋巴水肿康复护理技术.河北：学苑出版社，2021.

186. Laplace–Builhé C，Mazouni C. Near–infrared fluorescence imaging for the prevention and management of breast cancer–related lymphedema：A systematic review. Eur J Surg Oncol. 2019，45（10）：1778–1786.

187. Greene A K，Goss J A. Diagnosis and Staging of Lymphedema. Semin Plast Surg. 2018，32（1）：12–16.

188. O'Donnell T F Jr，Allison G M，Iafrati M D. A system-

atic review of guidelines for lymphedema and the need for contemporary intersocietal guidelines for the management of lymphedema. J Vasc Surg Venous Lymphat Disord. 2020，8（4）：676–684.

189. Russo S，Walker J L，Carlson J W，et al. Standardization of lower extremity quantitative lymphedema measurements and associated patient–reported outcomes in gynecologic cancers. Gynecol Oncol. 2021，160（2）：625–632.

190. He L，Qu H，Wu Q，et al. Lymphedema in survivors of breast cancer. Oncol Lett. 2020，19（3）：2085–2096.

191. 韦小夏，符鑫，沈傲梅，等.乳腺癌患者淋巴水肿自我管理的证据总结.北京：中华护理杂志，2022，57（02）：237–244.

192. Gorski L A，Hadaway L，Hagle M E，et al. Infusion Therapy Standards of Practice，8th Edition. J Infus Nurs，2021，44（1S Suppl 1）：S1–S224.

193. 中华人民共和国国家卫生和计划生育委员会.中华人民共和国卫生行业标准–静脉治疗护理技术操作

规范.2013.

194. 马力，刘运江，刘荫华.中国乳腺癌中心静脉血管通路临床实践指南（2022版）.辽宁：中国实用外科杂志，2022，42（02）：151-158.

195. 赵林芳，胡红杰.静脉输液港的植入与管理.北京：人民卫生出版社，2019.

196. 陈洪生，吕强，王雷，等.中国恶性肿瘤营养治疗通路专家共识解读：输液港.北京：肿瘤代谢与营养电子杂志，2018，5（03）：251-256.

197. 完全植入式输液港上海专家共识（2019）.上海：介入放射学杂志，2019，28（12）：1123-1128.

198. 中华护理学会.临床静脉导管维护操作专家共识.2019.

199. 中华护理学会静脉输液治疗专业委员会.静脉导管常见并发症临床护理实践指南.北京：中华现代护理杂志，2022，28（18）：2381-2395.

200. 谢琼，卢咏梅，方少梅，等.植入式静脉输液港相关性感染预防及管理的最佳证据总结.湖北：护理学杂志，2020，35（12）：49-53.

201. 成芳，傅麒宁，何佩仪，等.输液导管相关静脉血栓形成防治中国专家共识（2020版）.辽宁：中国实用外科杂志，2020，40（04）：377-383.
202. 鲁佳，谢开红，陈文思，等.肿瘤患者输液港相关性血栓预防及管理的最佳证据总结.北京：中华护理杂志，2022，57（05）：544-551.